А.И.Зеличенко

Тайна ковида

Чудеса эпидемиологии, фантастическое объяснение, контекст, детали

2022

Зеличенко А.И.
Тайна ковида: чудеса эпидемиологии, фантастическое
объяснение, контекст, детали – 2022 – 143 с.

Разнообразие течения ковида-19, резкие перегибы эпидемиологических кривых, как заболеваемости, так и смертности, как по миру в целом, так и по отдельным странам, – всё это не может не поражать наблюдателя, сохраняющего способность удивляться.

Анализ всего этого разнообразия чудес заставляет делать выводы, мало согласующиеся с общепринятым научным мировоззрением и потому неприемлемые для научного сообщества. Тем не менее, если ученый хочет оставаться ученым, а не верующим в естественно-научные мифы, неспособные объяснять наши наблюдения, он обязан отнестись к этим фантастическим выводам со всей серьезностью.

contact@higher-psychology.org
https://webstudio21.wixsite.com/covid

Оглавление

Часть третья. Новая жизнь: принципы, технологии,
как растить

Предисловие

*Пятая стратегия и третья метастратегия –
«Подчиниться»*

Хорошо известны требования к жизни, которые принесла пандемия. Главное – минимизация физического контакта между людьми. Остальные вытекают из главного. Больше солидарности, больше защиты слабых – и физически слабых, и экономически слабых. Меньше пустого совместного времяпровождения. Разделение существенного и несущественного производства, перепрофилирование несущественного и модификация существенного с тем, чтобы сделать его менее опасным для работников. Это относится, в том числе, и к образованию: его нужно сделать дистанционным на сколько это возможно. И перепрофилировать школу из загона для детей, чтобы они не мешали родителям работать, в место, где детей образовывают и помогают им развиваться.

Естественно, эти требования, как и любые требования по изменению жизни, никому не нравятся. В ответ на них появились 4 стратегии «жизни с ковидом». Эти 4 стратегии можно сгруппировать в 2 метастратегии.

Метастратегия № 1 – «*Терпеть и переждать*». Она объединяет две стратегии. Первая, личная, индивидуальная – «Ничего не делать». Вторая, и личная, и политическая – «Приспосабливаться к изменившимся условиям по минимуму».

Выбравшие первую стратегию борются за сохранение привычного образа жизни и таким образом против ограничений, которые вынуждены вводить государства – за личные свободы и права, которые были у них до пандемии. А не вводить эти ограничения государства не могут – иначе захлебнутся их системы здравоохранения, или хуже того – кладбищенские системы.

Метастратегия № 2 – «*Бороться*». Она объединяет тоже две стратегии. Первая, «Карантин» – не дать вирусу распространяться карантинными мерами (китайская «нулевая толерантность»). Вторая, «Иммунитет» – добиться общечеловеческого иммунитета (в основном – вакцинацией).

Таблица. Корреляции заболеваемости и смертности с вакцинированностью

	Дата	Дозы вакцин на 100 человек населения	Процент полностью вакцинированных
Заболевших за последнюю неделю на миллион населения	30.5	0.38	0.41
	10.7	0.11	0.15
	23.7	0.2	
	6.8		0.05
	6.12		0.18
Смертей за последнюю неделю на миллион населения	30.5	0.04	0.04
	10.7	-0.25	-0.23
	23.7	-0.18	
	6.8		-0.37
	6.12		-0.16
Изменение за неделю числа заболевших	30.5	0.08	0.13
	10.7	0.07	0.1
	23.7	0.17	
	6.8		-0.12
	6.12		0
Изменение за неделю числа умерших	30.5	0.12	0.07
	10.7	-0.04	0.04
	23.7	-0.03	
	6.8		0.07
	6.12		0.16

Пояснения. Все замеры проводились в 2021 году. Данные о заболеваемости и смертности брались из https://www.worldometers.info/coronavirus/weekly-trends/#weekly_table, данные о вакцинированности – из https://ourworldindata.org/grapher/covid-vaccination-doses-per-capita?tab=map и https://ourworldindata.org/grapher/share-people-fully-vaccinated-covid, 10.07 данные о вакцинированности из https://graphics.reuters.com/world-coronavirus-tracker-and-maps/vaccination-rollout-and-access/.

Разные страны в разные периоды комбинируют эти две метастратегии и четыре стратегии как единственно возможные, возлагая б*о*льшие надежды то на одну, то на другую. На сегодня, а пишу я через два года после начала пандемии, ни одна из этих стратегий свою эффективность не доказала. Хотя две из них («Приспосабливаться по минимуму» и «Карантин») позволяют двигаться в правильном направлении. Но – медленно.

Просто переждать не получается – конца не видно. Переболевшие заболевают снова. Вирус мутирует и создает новые штаммы. В общем, нет никаких оснований предполагать, что это закончится в обозримом будущем «само собой».

Вакцинация не мешает росту заболеваемости. Хотя по данным на сегодняшний день позволяет смягчить течение болезни. Таблица показывает наличие значимой корреляции между вакцинированностью и числом смертей, но при этом – отсутствие корреляции между вакцинированностью и числом заболевающих. Дикие всплески заболеваемости начала 2022 года у чемпионов вакцинированности, таких как Португалия или Израиль, еще ярче иллюстрируют бессилие вакцин перед заболеваемостью, оставляя открытыми все остальные вопросы о вакцинации. На сегодняшний день мы не знаем: а) как долго вакцины защищают от тяжелого течения, и б) какой ценой – какими побочными эффектами такая защита будет сопровождаться в долгосрочной перспективе.

В общем, у нас нет *оснований* ждать, что в обозримом будущем мы продолжим жить той жизнью, какой жили до 2020-го года. *Надежды* такие, естественно, есть. Но основаны эти надежды на механизмах психологической защиты и не на чем больше.

Реально же жизнь наша меняется. Причем – во всех аспектах: социальных, экономических, психологических... Но меняется она, как при любом стихийном, неосознаваемом процессе не слишком быстро. И то, что могло бы занять месяц, растягивается на год.

Эта книга о неизвестной, пока неосознаваемой нами метастратегии и стратегии жизни с ковидом. О метастратегии №3, она же пятая стратегия – *«Подчиниться, послушаться»*.

Кому, чему подчиниться? Разве кто-то от нас чего-то требует? Об этом как раз и книга: о том, что требуют. И о том, *что* требуют.

Прежде всего, эпидемиология ковида (о ней в главе 1) настолько отличается от эпидемиологии любого известного нам инфекционного заболевания (типичные графики эпидемиологии показаны на рисунке; они совсем не ковидные), что не оставляет нам другой возможности ее интерпретации кроме кажущейся *невозможной и фантастической*: **пандемией управляют не естественные, известные нам законы, а некий неизвестный**

нам управляющий, а сама пандемия – это Сообщение, которым этот неизвестный нам управляющий хочет нам что-то сказать.

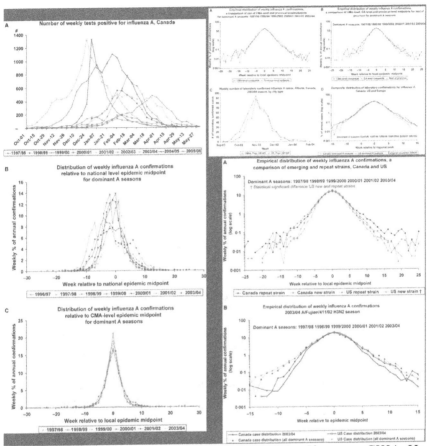

Эмпирические кривые эпидемиологии гриппа в Канаде и США. Из «A composite epidemic curve for seasonal influenza in Canada with an international comparison». DOI: 10.1111/j.1750-2659.2010.00154.x

Предвижу вашу реакцию – в своем ли уме автор? Что за дикие фантазии! Понимаю. Пожалуй, я и сам бы реагировал на подобное предположение схожим образом. Еще совсем недавно. Естественно-научное образование, а у автора именно такое образование, не позволяет реагировать иначе. Но здесь речь не о предположении, а о результатах математического анализа. Не о гипотезе, а о факте.

Кто этот таинственный управляющий, я не знаю. Но характер сообщения и способ его передачи не оставляет сомнений в том, что отправитель гораздо выше нас по уровню развития – гораздо мудрее нас и несоизмеримо могущественней. Именно это делает дальнейшие спекуляции об управляющем пандемией отправителе Сообщения бессмысленными. Бог ли *это*, или внеземная цивилизация, или что-то еще? Какая разница, если *это* способно заставить нас сделать то, что *это* считает мы должны сделать?

Что за сообщение? Его смысл довольно простой – измените вашу жизнь. Почему? Потому что способ вашей жизни тормозит ваше развитие.

Здесь я должен сделать небольшое историко-философское, историософское отступление. Подробнее обо всем этом речь пойдет в Части второй, но предварить этот разговор надо сразу же, уже здесь.

Историософское вступление

Жизнь человечества – развитие. Сотни тысяч и миллионы лет биологического развития и тысячи лет культурно-исторического развития были и остаются также временем психического (или, если хотите, духовного) развития человека. Но до сегодняшнего дня развитие человека оставалось таким же, как развитие любого биологического организма – *бессознательным*. Сегодня же это положение меняется: развитие человека становится все более и более *осознанным*. Сегодня мы живем в момент **перехода от фазы неосознанного к фазе осознанного развития**. В этом и состоит содержание Сообщения:

Пожалуйста, переходите. И, пожалуйста, переходите осознанно, сознательно.

Как история растит человека. История делает психику человека все более сложной. Мы наблюдаем это культурное развитие психики на протяжении последних 5000 лет как подъем по ярусам ступенчатой пирамиды. Ярусы – это цивилизации. В нашей, «Аврамической» (исламо-христианской) части мира таких ярусов-цивилизаций восемь: от шумеров до современной Западной цивилизации. Каждая цивилизация создает свой собственный тип человека, который выше, чем тип человека, созданный предыдущей цивилизацией, в том смысле, что его психика сложнее

– он видит больше вещей мира и больше связей между этими вещами.

Время перехода. Рождение новых цивилизаций и, соответственно, смена мирового лидера происходит тогда, когда предыдущая цивилизация перестает обеспечивать самым высоким из созданных ею людей простор для дальнейшего развития и таким образом утрачивает свой творческий потенциал. Происходит это примерно раз в 500 лет, в Аврамической части мира в последний раз во времена Возрождения, когда закладывался фундамент современной Западной цивилизации.

Сейчас снова наступает такое время: Западная цивилизация становится слишком тесной для развития самых продвинутых в развитии людей. Этим определен цивилизационный кризис Западной цивилизации, который разрешается рождением новой цивилизации. Пандемия выступает здесь в роли повивальной бабки.

Что требует от нас пандемия? Ограничения личных свобод в смысле свободы добывания удовольствия. Это вызывает протест. Радикального сокращения личных, без посредства технических средств (телефона и пр.) контактов. Отказа от ненужных (без которых легко можно обойтись – маникюр, разного рода консультирования и пр.) профессиональных деятельностей. Что вызывает еще больший протест. Перехода на дистанционное обучение с методиками, которые сделают его эффективней очного. И перестройки всего общественного уклада. Что вызывает бешеный протест.

Книга построена так. Часть первая: глава 1 – о чудесах статистики, которые математически доказывают неестественный, искусственный характер пандемии и тем самым факт того, что мы получаем Сообщение; а глава 2 – о содержании Сообщения. Часть вторая – о контексте (философском, психологическом и историческом), который позволяет понять Сообщение. И, наконец, часть третья – о том, какой будет новая цивилизация, рождающаяся в сегодняшних муках: о принципах ее устройства, о социальных технологиях и о том, как нам к ней переходить.

Часть первая.
Чудеса эпидемиологии и то, что за ними

Глава 1. Необъяснимая статистика

По миру в целом

Вообще-то, книги пишут о событиях закончившихся, тем самым эти закончившиеся события осмысляя. В данном случае острота темы заставляет писать о том, что не закончено и, более того, что ведет себя непредсказуемо. Я начал эту книгу два месяца назад, в начале декабря 2021-го года. И за эти два месяца произошли, а точнее, происходят события, которые в первой половине декабря предсказать было невозможно. Они не меняют главной мысли книги, но добавляют детали к ее обоснованию. Так перед Новым Годом к шести чудесам статистики заболеваемости-смертности добавилось седьмое.

Но давайте начнем все же с шести первых чудес (если прямо не оговорено другое, все статистические данные из https://www.worldometers.info/coronavirus/).

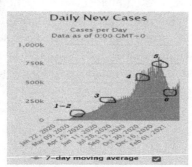

Рис.1.1. Шесть чудес

Чудеса номер 1, 3 и 4

Три раза с интервалами в 111 дней, 1 апреля, 20 июля и 10 ноября 2020 года экспоненциальный рост заболеваемости в течение буквально одного дня сменялся стабильным плато (точки 1-2, 3 и 4 на графике). Другими словами, мы наблюдаем в этих точках **разрыв** первой производной кривой дневного количества заболевших по миру в целом. В естественных эпидемиологических процессах такие разрывы невозможны.

Объяснить это естественными причинами я не могу. Речь, повторяю, идет о суммарных показателях, собираемых по всему миру.

Чудеса номер 5 и 6

Два раза (точки 5 и 6) мы наблюдаем еще более резкую смену тенденции: в точке 5 (примерно 10 января 2021 года) рост сменяется резким падением. В точке 6 (примерно 20 февраля 2021, через 40 дней), наоборот падение сменяется ростом.

Чудо номер 2

Что касается 1 апреля 2020 года, то в этот день происходит событие еще менее объяснимое. Резко, за день или, максимум, за несколько дней (здесь нет данных, чтобы точнее определить время этого изменения) падает летальность. Мы помним, что творилось в Ухани в самом начале, а потом в Северной Италии и Нью-Йорке в марте. В Китае из примерно 80 тысяч заболевших умерли около 4600, то есть летальность была под 6%. В Италии из 100 тысяч заболевших до начала апреля к середине апреля умерло больше 20 тысяч, летальность около 20%. В Нью-Йорке к началу апреля 85 тысяч случаев, к середине апреля 15 тысяч смертей, то есть летальность под 18%. Ничего похожего на то, что мы наблюдаем сейчас и уже давно наблюдаем.

Следующий график показывает отношение смертей за день к числу заболевших на 20 дней раньше (по миру в целом). Это не идеальный, но позволяющий представить себе качественную картину динамики летальности показатель. Мы видим, как резко летальность падает как раз примерно 1 апреля 2020-го года. Как будто смертельный вирус в одночасье стал сравнительно безобидным. Мартовский и майский ковиды в 2020-м году – это совершенно разные болезни.

8

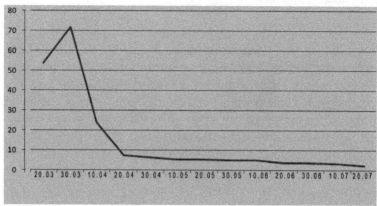

Рис.1.2. Падение смертности 1.04.2020

Новогодний сюрприз, или чудо номер 7

Такой была картина на первую половину декабря 2021 года. А такой она стала через месяц.

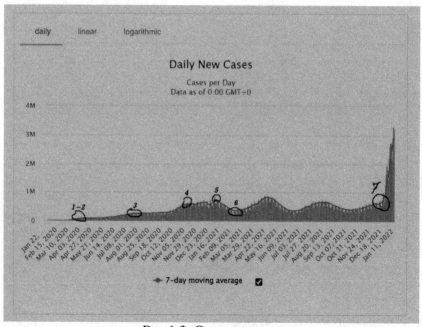

Рис 1.3. Седьмое чудо

С последней декады декабря мы наблюдаем еще одно чудо, причем такое, какого раньше не видели – очень резкий всплеск заболеваемости. И по всему миру, и особенно в Европе и Штатах. Я, конечно, не знаю, как это чудо будет развиваться (вы, дорогие читатели, конечно, будете это знать), но то, что мы видим сегодня, естественным объяснениям не поддается.

После шестого чуда в конце января, с марта по декабрь 2021-го года, 10 месяцев кривая заболеваемости не прыгала, менялась плавно: порастет, остановится, опустится, снова остановится, поднимется, остановится, опустится. Мы видим два таких подъема и два спуска. Расстояния и между максимумами, и между минимумами примерно 4 месяца (1 мая – 1 сентября и 20 июня – 20 октября, соответственно). 20 октября начался очередной подъем и где-то к 10 декабря он закончился, сменился участком стабильности, за которым естественно было ждать в конце декабря, числа 20-го – 25-го, начала очередного плавного снижения. Произошло же совсем другое. Примерно 20 декабря начался резкий взлет кривой заболеваемости, и за 10 дней она выросла чуть ли не втрое (среднее за 7 дней 20 декабря – примерно 670 000, а 30 декабря – около 1 900 000). При этом нужно учесть, что это в Западном мире праздничное время, то есть статистика отражает только часть случаев.

Седьмое чудо внесло коррективы и в другие статистические данные, которые я привожу в этой главе, не отменив, впрочем, главные выводы.

Замены в команде вируса

В 2021 году мы дважды наблюдали, как один штамм вируса исчезал, а его место занимал другой. Данные о динамике этих процессов в Евросоюзе и нескольких аффилированных странах, таких как Норвегия и Исландия, доступны на сайте Европейского Центра Предотвращения и Контроля Заболеваний (European Centre for Disease Prevention and Control) https://www.ecdc.europa.eu/en/covid-19/variants-concern. В таблице 1.1 обобщены данные секвенирования из Европейской системы надзора (The European Surveillance System, TESSy).

Мы видим, как летом Дельта (штамм B.1.617.2) завоевывала Европу. На это разных странах уходило от 3 до 7 недель. На 19-й неделе (9-15 мая) Дельта обозначила себя на Кипре и в Португалии, на 35-й (29 августа – 4 сентября) завоевание Европы завершилось: была захвачена Венгрия. Но уступила (а на востоке еще только уступает) место Омикрону (штамму B.1.1.529) Дельта гораздо быстрее. В Бельгии, Дании, Финляндии и Ирландии Дельта была полностью вытеснена Омикроном за 3 недели.

Таблица 1.1

Страна	Дельта						Омикрон		
	Δ↑ 10% (номер недели)	Δ↑ 90% (номер недели)	Недель между Δ10% и Δ90%	Δ↓ 90% (номер недели)	Δ↓ 10% (номер недели)	Недель между Δ90% и Δ10%	О 10% (номер недели)	О Max (%)	Недель между О10% и Оmax
Австрия	22	27	5	50	52	2	51	60	1
Бельгия	22	28	6	48	52	4	49	95	3
Болгария	25	32	7						
Хорватия	24	31	7						
Кипр	19	24	5	48	52	4	49	70	3
Чехия	23	27	4	28	42	14	51	24	1
Дания	24	28	4	48	52	4	49	91	3
Эстония	23	29	6	50	52	2		27	
Финляндия	18	25	7	49	51	2	49	99	3
Франция	23	28	5	49	52	3	49	70	3
Германия	22	28	6	50	52	2	50	40	2
Греция	24	29	5	50	52	2	50	75	2
Венгрия	29	35	6	51	52	1	51	42	1
Исландия	23	28	5						
Ирландия	22	26	4	48	50	2	49	90	3
Италия	22	28	6	49	52	3	50	62	3
Латвия	24	29	5				52		
Литва	26	29	3	49	51	2	50	68	1
Люксембург	20	30	10	50	52	2	51	70	1
Голландия	23	27	4				50	60	2
Норвегия	23	30	7	48	52	4	48	71	4
Польша	23	27	4						
Португалия	19	25	6	48	52	4	49	77	3
Румыния	25	32	7	50	52	2	49	40	3
Словакия	24	28	4						
Словения	23	27	4						
Испания	23	30	7	48	52	4	49	76	3
Швеция	22	28	6	49	52	3	49	74	3

Но, наверное, самый интригующий вопрос – это вопрос о том, куда девается вытесненный штамм? Казалось бы, он мог просто потесниться, поделиться с пришельцем заражаемыми людьми. Однако дело обстоит по-другому. Он не делится, а полностью исчезает, оставляя людей преемнику. Почему? Еще одна загадка.

Распределение агрессивности вируса по странам

Не менее загадочно распределение агрессивности вируса по странам. Как в смысле числа заболеваний, так и в смысле количества смертей. По одним странам вирус бьет сильно, другие как будто жалеет. И если различия в числе заболевших, хотя и с натяжкой, но иногда можно объяснять качеством статистики или количеством взятых в стране тестов, то различия в летальности так не объяснишь вовсе. Например, удар по Румынии (около 94 тысячи случаев и 3000 смертей на миллион населения; данные на 22.12.2021), сильнее удара по Норвегии (соответственно, 66 тысяч и 230 смертей) не потому, что статистические службы Норвегии работают лучше и не потому, что Норвегия тестирует вдвое больше.

Вот как карта тяжести удара пандемии выглядела вначале (в мае 2020 года).

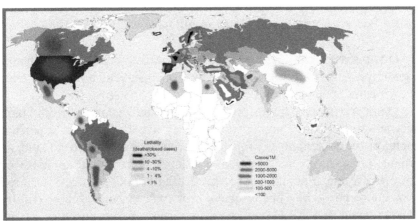

Рис.1.4. Карта тяжести эпидемии в мае 2020 года

Пояснения. Цвет территории страны отражает ее зараженность, а цвет значка внутри – летальность (отношение числа умерших к числу отболевших, продолжающие болеть исключены). Белое – там, где статистике по моему мнению верить нельзя. Вообще говоря, РФ и Белоруссия должны были бы быть белыми –

статистика там деланная. Но всё же я их, как и среднеазиатские республики (кроме Туркмении) закрасил, хотя значка смертности не нарисовал. Нужно было бы закрасить по отдельности и штаты США, но на момент составления карты у меня не было для этого данных (кроме Аляски).

А вот такой пятнистой выглядит карта мира по летальности ковида на начало декабря 2021 года (источник – Our World in Data).

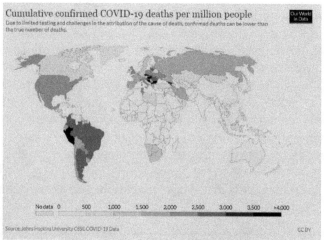

Рис.1.5 Карта тяжести эпидемии на декабрь 2021 года

Оценивать тяжесть эпидемии можно по нескольким параметрам. И хотя ни один из них не идеален, они позволяют представить себе, пусть и не в деталях, общую картину.

Один из таких параметров – количество смертей на миллион населения. Конечно, можно по-разному атрибутировать смерть с ковидом (чем активно пользуются медицинские власти во многих странах). Скажем, не записывают смерть больного с ковидом от инсульта в число ковидных смертей. Для подобных игр у властей есть много резонов – представить страну безопасней, свою работу эффективней и т.д.. Но хотя такие игры статистических служб общую картину искажают, но не до неузнаваемости.

То же самое можно сказать и про использование в качестве индикатора тяжести эпидемии отношения числа смертей к числу случаев. Число случаев зависит от процедур тестирования, а они в разных странах очень разные: кто-то тестирует мало, кто-то много, кто-то всех подряд, кто-то – особые группы и т.д.. Но и этот индикатор, хотя и с искажениями позволяет увидеть общую картину.

Какие бы процедуры мы ни использовали, различия между странами остаются очень сильными – на порядки.

Например, мы можем видеть, что при одинаковом отношении числа тестов к населению (протестирован примерно каждый девятый) число случаев на миллион населения в Гондурасе в 337 (!) раз больше, чем в Китае. А в Словении в 100 (!) раз больше, чем в Новой Зеландии (в обеих странах протестирован в среднем каждый житель).

Конечно, на эти показатели влияет государственная политика – правительственные меры борьбы с эпидемией. Но и они плохо объясняют наблюдаемые различия. Например, число случаев в Голландии в 28 раз больше, чем в близкой во всех смыслах Дании. Таблицы 2 и 3 иллюстрируют эти различия по состоянию на 3.12.2021

Таблица 1.2

Страна	Всего случаев на миллион населения	(Случаи/Тесты) *1000	Всего тестов на миллион населения
Бразилия	103 021	347	297 046
Гондурас	37 328	337	110 724
Мексика	29 737	327	90 814
Словения	204 535	218	937 585
Аргентина	116 533	203	574 558
Гватемала	33 654	197	170 499
Сербия	144 922	184	787 976
Иран	71 631	159	449 496
Польша	95 176	147	649 605
Голландия	156 192	140	1 117 314
Венгрия	116 848	132	884 801
Ирак	50 187	127	394 798
Перу	66 605	110	607 153
Болгария	101 710	105	964 787
Египет	3 431	98	35 152

Страна	Всего случаев на миллион населения	(Случаи/Тесты) *1000	Всего тестов на миллион населения
Монголия	114 081	95	1 201 898
Швеция	118 754	88	1 345 479
Белиз	75 072	87	864 997
Турция	103 239	82	1 265 871
Испания	110 927	78	1 415 417
Германия	71 608	72	995 872
Бельгия	153 196	72	2 130 965
США	148 962	66	2 269 825
Япония	13 718	62	222 217
Индия	24 739	54	459 902
Чехия	204 280	50	4 092 555
Франция	118 719	48	2 489 082
Израиль	144 185	43	3 344 202
Италия	83 871	42	1 998 567
Канада	47 077	37	1 282 362
Норвегия	50 309	32	1 576 315
Южная Корея	8 915	29	307 881
Англия	151 028	28	5 335 083
Финляндия	34 168	24	1 437 943
Вьетнам	12 845	18	699 829
Саудовская Аравия	15 452	17	887 254
Исландия	52 842	14	3 645 418
Австрия	129 883	11	12 284 879
ОАЭ	73 770	7	10 103 376
Дания	85 413	5	16 246 297
Австралия	8 232	4	1 861 476
Новая Зеландия	2 378	2	994 418
Тайвань	696	2	354 133

Страна	Всего случаев на миллион населения	(Случаи/Тесты) *1000	Всего тестов на миллион населения
Китай	69	1	111 163

Из таблицы 1.2 мы видим, что процент смертей среди обнаруженных случаев в Перу и Мексике (соответственно, 9 и 7.6) почти в 20 раз выше, чем в Эмиратах, Норвегии или Новой Зеландии. В отношении числа смертей на миллион населения удар по Перу и некоторым восточноевропейским странам в 100 (!) раз сильнее, чем по Южной Корее или Тайваню и в 1000 (!!!) раз сильнее, чем по материковому Китаю. Всё это не артефакты статистических процедур.

Конечно, какие-то различия можно списать на разницу в доле стариков в популяции (различия между «молодыми» и «старыми» нациями). Но различие между 4 смертями за 2021-й год в Китае и 477 814 смертями в США так не объяснить.

Таблица 1.3

Страна	Всего случаев	Всего смертей	Смертей на миллион населения	(Смерти/ Случаи) *1000
Перу	2 239 421	201 282	5,987	90
Болгария	699 180	28 656	4,169	41
Венгрия	1 124 726	34 931	3,629	31
Чехия	2 193 390	33 400	3,111	15
Бразилия	22 118 782	615 225	2,865	28
США	49 716 825	806 398	2,416	16
Бельгия	1 786 444	27 072	2,322	15
Мексика	3 891 218	294 428	2,250	76
Италия	5 060 430	134 003	2,221	26
Англия	10 329 074	145 281	2,124	14
Чили	1 766 493	38 403	1,985	22
Франция	7 773 530	119 330	1,822	15
Иран	6 125 596	129 988	1,520	21
Южная Африка	2 988 148	89 915	1,489	30
Турция	8 839 891	77 230	902	9

Страна	Всего случаев	Всего смертей	Смертей на миллион населения	(Смерти/ Случаи) *1000
Израиль	1 344 668	8 199	879	6
Канада	1 798 872	29 737	778	17
Монголия	382 523	2 008	599	5
Индонезия	4 256 998	143 850	518	34
Дания	497 201	2 912	500	6
Индия	34 615 757	470 115	336	14
Вьетнам	1 266 288	25 658	260	20
ОАЭ	742 109	2 148	214	3
Норвегия	275 763	1 093	199	4
Египет	360 435	20 594	196	57
Япония	1 727 430	18 362	146	11
Исландия	18 198	35	102	2
Австралия	213 360	2 021	78	9
Южная Корея	457 612	3 705	72	8
Тайвань	16 626	848	36	52
Таджикистан	17 095	124	13	7
Новая Зеландия	11 895	44	9	4
Китай	98 897	4 636	3	43

Динамика тяжести эпидемии в отдельных странах

В отдельных странах еще более удивительные картинки. То ничего нет – полное благополучие. То как будто накатывает. Накатив же, иногда спадает и снова ничего нет. Но не всегда. Само по себе накатывание и спадание может быть очень стремительным. Но опять-таки – не всегда. Здесь перед нами несколько загадок.

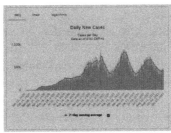

Рис 1.6. Количество обнаруженных за день зараженных по миру в целом.

Взгляните на рис.1.6. Естественная динамика эпидемии должна описывать нормальным распределением, гауссианой (рис.1.7): сначала нарастание, потом по мере того, как число больных растет – затухание. Кривая на рис.1.6 не имеет с нормальным распределением ничего общего. В лучшем случае, гауссианы напоминают только отдельные ее участки.

Загадка № 2. Изломы и непредсказуемость

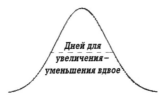

Рис.1.7. Количество дней для нарастания и снижения количества заболевших вдвое (ДУУ2)

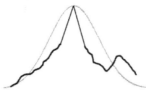

Рис.1.8. Паттерн резкого роста-снижения заболеваемости

В кривых заболеваемости и смертности любой естественной эпидемии не должно быть острых углов, они должны меняться плавно. Но фактически в 56 странах из 185 мы наблюдаем поведение кривой заболеваемости не с плавным переходом от роста к снижению, как на рис.1.7, а с острым переломом, как на рис.1.8, когда быстрый рост фактически моментально сменяется столь же быстрым падением.

Примем число дней для нарастания и снижения количества заболевающих за день вдвое (ДУУ2) в качестве меры остроты (резкости) нарастания и падения заболеваемости: чем меньше ДУУ2, тем менее «нормальна» кривая заболеваемости.

В указанных 56 странах ДУУ2 меньше 30 дней (40 дней в странах с большим населением). Другими словами, за месяц, а то и быстрее число заболевающих за день сначала вдвое вырастает, а потом падает до первоначального уровня. Иногда это происходит вообще за 2 недели, как в Бельгии или Ирландии. А в Сьерра-Леоне на это ушло всего 5 дней. То же самое мы наблюдаем и в мире в целом, хотя там ДУУ2 больше – около 90 дней.

В 9 странах мы видим только резкий рост без последующего резкого падения, как на рис.1.9.

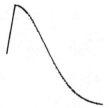

Рис.1.9. Резкий рост без резкого падения

В 9 других странах мы видим противоположную картину: сравнительно плавный подъем и резкое падение, как на рис.1.10.

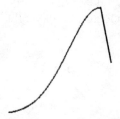

Рис 1.10. Резкое падение без резкого подъема

Во многих странах (например, Тайвань, Исландия, Монголия, Таджикистан, Камбоджа, Япония, Кипр, Гренада, Сингапур...) мы видим, как очень хорошая эпидемиологическая картина становится очень плохой буквально за несколько дней. Наблюдается и обратная динамика – резкое падение заболеваемости. И, что совсем удивительно, такие перемены мало связаны с мерами правительств в их попытках остановить пандемию, включая и такую разрекламированную меру, как вакцинирование.

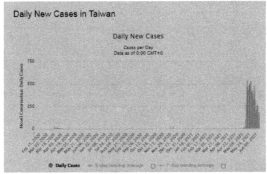

Рис.1.11. Динамика заболеваемости в Тайване

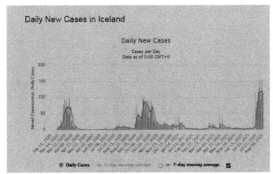

Рис.1.12. Динамика заболеваемости в Исландии

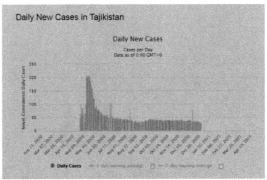

Рис.1.13 Динамика заболеваемости в Таджикистане

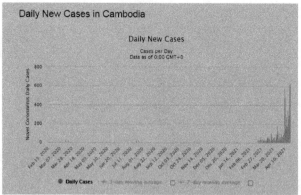

Рис.1.14. Динамика заболеваемости в Камбодже

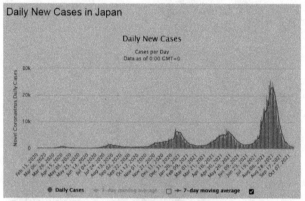

Рис.1.15. Динамика заболеваемости в Японии

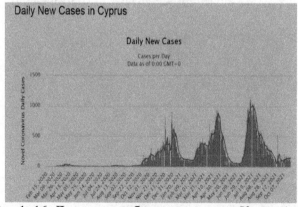

Рис.1. 16. Динамика заболеваемости на Кипре (юг)

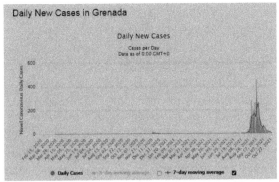
Рис.1.17. Динамика заболеваемости в Гренаде

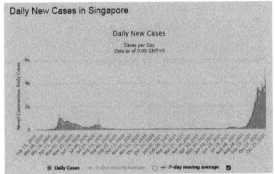
Рис.1.18. Динамика заболеваемости в Сингапуре

Загадка № 3. Потолок заболеваемости

В таблице 1.4 собраны данные по 185 странам на начало декабря 2021 года. Сегодня после «вспышки 7-го чуда» константы другие, но характер динамики тот же.

«Дневной максимум» означает максимальное за всю историю пандемии число обнаруженных заразившихся (данные на начало декабря 2021 года). В случаях, когда этот максимум можно заподозрить в том, что он – артефакт процедур статистических служб, я использовал усреднение по 7 дневным наблюдениям. «Дневной максимум/население» – это умноженное на тысячу отношение «Дневного максимума» к «населению», то есть максимальное число заразившихся за день как промилле от населения.

На начало декабря 2021 года число новых заболеваний за день (ЧНЗ) нигде не превышало 1 промиле (1 на 1000 населения). Точнее, заболеваемость от 1 до 2 промиле (светлосерые клетки

22

таблицы) наблюдалась только в 25 (из 185) странах с населением не больше 12 миллионов. И только в 10 странах (темносерые клетки таблицы), все с населением меньше 600 тысяч ЧНЗ поднимался выше 2 промиле. Но сами константы потолка заболеваемости не так важны. Важно, что мы наблюдаем, как кривая заболеваемости растет до некоторого потолкового значения, а затем как будто ударяется о потолок и снижается, часто очень быстро.

По имеющимся на сегодня (конец января 2022-го года) данным не кажется, что декабрьское «седьмое чудо» изменило это поведение заболеваемости. Но оно очевидно увеличило константы потолков заболеваемости. В Англии – в 3 раза (потолок в 3 промиле от численности населения – около 200 000 новых случаев в день – был достигнут буквально за неделю, в первые дни января, а уже через 2 недели заболеваемость снизилась вдвое, ДУУ2 – около 20 дней). Во Франции и Израиле – в 7 раз. В Дании – в 12.

В чем причина такой резкой остановки роста (часто – экспоненциального роста), и особенно в условиях отсутствия у большинства населения иммунитета? Загадка.

Таблица 1.4

Страна	Население	Дневной максимум (приблизительно)	Дневной максимум/ Население	Дней для увеличения-уменьшения вдвое (ДУУ2)
США	333 543 077	300000	0.90	
Индия	1 397 753 851	412000	0.29	40
Бразилия	214 536 737	115000	0.54	
Англия	68 352 779	68000	0.99	37
Россия	146 016 407	37000	0.25	
Турция	85 526 175	63000	0.74	30
Франция	65 462 623	60000	0.92	16
Иран	85 398 830	50000	0.59	
Аргентина	45 738 373	41000	0.90	
Испания	46 778 493	30000	0.64	30
Колумбия	51 592 319	33000	0.64	
Италия	60 345 382	40000	0.66	35
Германия	84 134 677	30000	0.36	

Страна	Население	Дневной максимум (приблизительно)	Дневной максимум/ Население	Дней для увеличения-уменьшения вдвое (ДУУ2)
Индонезия	277 307 072	57000	0.21	40
Мексика	130 704 744	25000	0.19	
Польша	37 792 322	35000	0.93	37
Южная Африка	60 286 579	25000	0.41	35
Украина	43 389 514	25000	0.58	
Филиппины	111 488 238	26000	0.23	
Малайзия	32 908 287	22000	0.67	
Перу	33 572 395	11000	0.33	
Голландия	17 184 513	13000	0.76	14
Ирак	41 401 150	12000	0.29	
Таиланд	70 029 294	23000	0.33	
Чехия	10 734 994	13000	1.21	8 уменьшение только
Япония	125 969 289	25000	0.20	35
Канада	38 175 123	10000	0.26	
Чили	19 330 902	9000	0.47	14 уменьшение только
Бангладеш	166 835 822	15000	0.09	10 уменьшение только
Румыния	19 069 541	18000	0.94	
Израиль	9 326 000	10000	1.07	
Бельгия	11 655 650	18000	1.54	14
Пакистан	226 495 916	6000	0.03	
Швеция	10 181 683	7000	0.69	
Сербия	8 691 266	8000	0.92	13 увеличение только
Португалия	10 157 764	13000	1.28	7 уменьшение только
Куба	11 317 562	10000	0.88	

Страна	Население	Дневной максимум (приблизительно)	Дневной максимум/ Население	Дней для увеличения-уменьшения вдвое (ДУУ2)
Марокко	37 482 750	11000	0.29	35
Казахстан	19 070 446	8000	0.42	
Вьетнам	98 484 454	15000	0.15	
Швейцария	8 737 447	8500	0.97	
Иордания	10 335 643	9000	0.87	
Венгрия	9 628 221	10000	1.04	
Непал	29 821 610	9000	0.30	35
Австрия	9 073 658	8000	0.88	28
ОАЭ	10 046 686	4000	0.40	
Греция	10 356 354	4000	0.39	
Тунис	11 980 389	9000	0.75	22
Грузия	3 979 138	5000	1.26	10 увеличение только
Ливан	6 785 403	5000	0.74	
Гватемала	18 348 597	5000	0.27	
Белоруссия	9 445 252	2000	0.21	
Болгария	6 879 906	5000	0.73	
Коста-Рика	5 154 978	3000	0.58	
Саудовская Аравия	35 522 604	5000	0.14	
Шри Ланка	21 530 781	6000	0.28	
Азербайджан	10 258 746	4400	0.43	
Эквадор	17 993 283	3000	0.17	
Боливия	11 881 222	3000	0.25	
Бирма	54 887 156	6000	0.11	
Панама	4 403 553	4000	0.91	10 уменьшение только
Парагвай	7 247 119	3000	0.41	
Словакия	5 463 105	5000	0.92	
Хорватия	4 072 097	4000	0.98	

Страна	Население	Дневной максимум (приблизительно)	Дневной максимум/ Население	Дней для увеличения-уменьшения вдвое (ДУУ2)
Ирландия	5 009 931	8000	1.60	14
Палестина	5 256 255	2800	0.53	10 увеличение только
Кувейт	4 353 140	2000	0.46	14 уменьшение только
Венесуэла	28 330 402	1500	0.05	
Уругвай	3 489 490	4000	1.15	17 уменьшение только
Литва	2 672 496	3500	1.31	
Дания	5 818 905	4500	0.77	22
Доминиканская Республика	10 990 219	2000	0.18	
Гондурас	10 110 520	2000	0.20	
Эфиопия	118 680 902	2000	0.02	
Ливия	6 993 467	4000	0.57	9 увеличение только
Южная Корея	51 326 963	3000	0.06	20 уменьшение только
Монголия	3 347 296	4000	1.19	13 увеличение только
Молдавия	4 021 683	2000	0.50	18 уменьшение только
Египет	104 856 238	1500	0.01	10 увеличение только
Словения	2 079 312	2500	1.20	10 увеличение только
Оман	5 276 146	3000	0.57	
Армения	2 970 495	2500	0.84	18 увеличение только
Бахрейн	1 778 667	3000	1.69	18

Страна	Население	Дневной максимум (приблизительно)	Дневной максимум/ Население	Дней для увеличения-уменьшения вдвое (ДУУ2)
Кения	55 318 094	2000	0.04	
Босния и Герцеговина	3 254 081	2500	0.77	
Катар	2 807 805	2000	0.71	
Нигерия	212 809 070	2000	0.01	
Замбия	19 055 713	3000	0.16	30
Алжир	44 885 756	2000	0.04	25
Латвия	1 858 866	3000	1.61	16 увеличение только
Норвегия	5 476 711	1500	0.27	24
Северная Македония	2 083 262	1500	0.72	18
Ботсвана	2 413 653	2200	0.91	
Узбекистан	34 103 371	970	0.03	
Эстония	1 327 703	1450	1.09	
Албания	2 873 682	1100	0.38	
Киргизия	6 664 882	1400	0.21	
Сингапур	5 910 549	3700	0.63	
Австралия	25 886 854	2400	0.09	
Афганистан	40 073 188	2000	0.05	
Финляндия	5 551 990	800	0.14	
Мозамбик	32 397 960	2000	0.06	
Черногория	628 170	700	1.11	
Зимбабве	15 145 794	3000	0.20	30
Гана	31 920 140	800	0.03	
Намибия	2 601 034	2300	0.88	30
Уганда	47 624 745	2000	0.04	30
Кипр	900 000	1100	1.22	30
Камбоджа	17 021 502	1000	0.06	25
Сальвадор	6 529 044	450	0.07	

Страна	Население	Дневной максимум (приблизительно)	Дневной максимум/ Население	Дней для увеличения-уменьшения вдвое (ДУУ2)
Камерун	27 408 433	1400	0.05	
Руанда	13 371 338	1500	0.11	
Китай	1 439 323 776	5000	0.00	15
Ямайка	2 978 086	750	0.25	
Мальдивы	552 985	1600	2.89	25
Люксембург	639 289	700	1.09	
Сенегал	17 319 778	1300	0.08	24
Ангола	34 199 565	700	0.02	15
Малави	19 775 133	1300	0.07	14
Кот-д'Ивуар	27 230 959	450	0.02	
Демократическая Республика Конго	93 112 719	360	0.00	
Тринидад и Тобаго	1 405 421	700	0.50	30
Реюнион	903 673	700	0.77	
Гваделупа	400 214	2300	5.75	10
Фиджи	904 946	1200	1.33	
Суринам	593 509	600	1.01	
Эсватини	1 175 878	1000	0.85	25
Французская Гвиана	308 786	250	0.81	
Мадагаскар	28 620 164	650	0.02	25
Мартиника	374 884	1100	2.93	5
Сирия	18 055 662	400	0.02	
Судан	45 186 022	400	0.01	
Французская Полинезия	283 033	1300	4.59	
Кабо-Верде	563 886	400	0.71	
Мальта	443 083	400	0.90	30
Мавритания	4 809 162	300	0.06	
Лаос	7 413 589	550	0.07	

Страна	Население	Дневной максимум (приблизительно)	Дневной максимум/ Население	Дней для увеличения-уменьшения вдвое (ДУУ2)
Гвиана	791 520	250	0.32	
Габон	2 294 303	300	0.13	
Гвинея	13 597 636	200	0.01	
Папуа Новая Гвинея	9 168 459	400	0.04	
Танзания	61 953 995	1500	0.02	
Того	8 532 060	300	0.04	
Белиз	407 060	300	0.74	
Бенин	12 537 622	1000	0.08	
Гаити	11 584 319	200	0.02	
Багамы	398 160	150	0.38	
Сейшелы	99 144	300	3.03	
Лесото	2 164 471	600	0.28	
Сомали	16 471 766	190	0.01	
Майотта	281 408	600	2.13	15
Бурунди	12 352 723	350	0.03	8
Восточный Тимор	1 351 254	500	0.37	10
Таджикистан	9 817 388	80	0.01	
Маврикий	1 274 531	400	0.31	15
Кюрасао	164 971	400	2.42	17
Конго	5 695 392	130	0.02	
Тайвань	23 873 218	540	0.02	20
Никарагуа	6 727 635	102	0.02	
Мали	21 011 778	300	0.01	10
Аруба	107 359	200	1.86	15
Андорра	77 427	100	1.29	
Барбадос	287 836	400	1.39	
Буркина Фасо	21 651 201	200	0.01	
Джибути	1 006 784	400	0.40	9

Страна	Население	Дневной максимум (приблизительно)	Дневной максимум/ Население	Дней для увеличения-уменьшения вдвое (ДУУ2)
Экваториальная Гвинея	1 463 080	150	0.10	
Исландия	344 141	150	0.44	
Нормандские острова	175 960	250	1.42	
Сент-Люсия	184 726	250	1.35	
Гонконг	7 576 567	150	0.02	20
Южный Судан	11 365 369	250	0.02	25
Бруней	442 959	250	0.56	
ЦАР	4 939 508	250	0.05	
Новая Каледония	289 089	500	1.73	20
Гамбия	2 505 250	150	0.06	
Йемен	30 683 829	110	0.00	
Остров Мэн	85 622	300	3.50	7
Эритрея	3 610 598	150	0.04	
Сьерра-Леоне	8 188 885	190	0.02	5
Нигер	25 348 500	100	0.00	
Гвинея Бисау	2 028 730	150	0.07	
Гибралтар	33 678	170	5.05	15
Гренада	113 205	300	2.65	18
Либерия	5 212 889	220	0.04	15
Новая Зеландия	5 002 100	150	0.03	15

Загадка № 4. Милосердие и мудрость

Почему пандемия протекает так мягко в бедных странах с плохой медициной и плохими санитарными условиями? Например – в Таджикистане, во многих странах Африки или в Индии? Естественно было бы ожидать здесь огромных человеческих трагедий. Но, к счастью, мы наблюдаем совсем другую картину. Как будто «хозяин пандемии» жалеет бедные страны.

Но не только это. Почему одни массовые скопления людей не сопровождаются ростом заболеваемости, а другие - сопровождаются?

Например, за две недели Олимпиады в Токио 23.07 – 8.08.2021 заболеваемость в Японии выросла с 3829 случаев в день до 13048, чуть ли не 4 раза, а за две последующие недели еще в два раза (рис.1.19). А массовые выступления против Лукашенко в Белоруссии прошли практически без роста заболеваемости (рис.1.20).

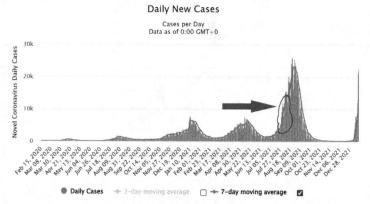

Рис.1.19. Рост заболеваемости в Японии во время и после Олимпиады

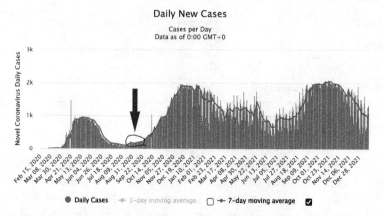

Рис.1.20. Отсутствие роста заболеваемости в Белоруссии во время протестов августа-октября 2020 года

Но есть и еще более интригующие факты. Когда я впервые стал догадываться, что именно происходит, я попробовал прогнозировать, что должно случиться дальше и как бы стал давать советы «хозяину пандемии». Ни один из моих прогнозов-«советов» не оказался правильным. И только гораздо позднее, анализируя поведение «хозяина», я увидел, что поведение это очень мудрое, гораздо мудрее моих гипотез о его поведении.

Судите сами. Сначала нам демонстрируют сильный удар, просто, чтобы обратить наше внимание. Без такого удара мы просто не заметили бы еще одну эпидемию. Потом снижают тяжесть болезни до минимума – того уровня, ниже которого мы просто решили бы, что это еще один грипп. А потом многократно, многими статистическими чудесами показывают искусственный характер пандемии, заставляя нас задуматься. Но понимая, что думаем мы медленно и неохотно. И что мы будем до последнего убеждать себя, что процесс этот естественный, то есть надо либо терпеливо дожидаться его конца, либо уколоть всех прекрасной вакциной, либо сделать вакцину еще прекрасней. Конечно, можно было бы поступить с нами и пожестче – вернуть смертельность, какой она была вначале. Но нас жалеют, давая догадаться, с каким разумом мы имеем дело.

Загадка № 5. «Справедливость»

Наблюдаем мы, однако, не только милосердие, но и суровую строгость. Страны (главным образом, Западные, но и находящиеся под культурным влиянием Запада, такие, как Сингапур), которые надеются пережить пандемию, как будто ее нет, чаще всего уповая на вакцинацию или стадный иммунитет, и которые торопятся как можно быстрее «вернуться к нормальности», наказываются всплесками заболеваемости и смертности. Стратегия Запада «Жить с вирусом» (объединение стратегий номер два и номер четыре из моего списка) не работает и во всяком случае гораздо менее эффективна, чем китайская «Нетерпимость к вирусу» (стратегия номер три). Строгость наказания, в лучшем случае, не зависит от уровня развития страны, а в худшем – пропорциональна ей: чем более развита страна, тем строже наказание. В марте 2020 года мы наблюдали трагедии в Северной Италии и Нью-Йорке и полное отсутствие заболеваемости в Монголии, Вьетнаме или Лаосе. И мы видим удивительную статистику в 2021 году в Китае: 4 смерти за 10 месяцев (рис.1.21).

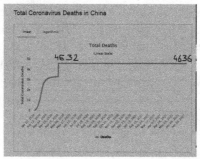

Рис.1.21. Смерти от ковида в Китае.

Это было написано до декабрьского «7-го чуда», которое только подтвердило такое поведение: особо крутые подъемы в странах, возложивших все надежды на вакцинацию и посчитавшие, что теперь-то, привив почти все свое население, они могут отменить все карантинные ограничения и «вернуться к нормальности»: США, Англия, Ирландия, Франция, Дания, Португалия, Израиль, Австралия среди многих других, стремящихся забыть про пандемию, как про страшный сон. Всплеск заболеваемости (к счастью, не смертности, во всяком случае, пока) приводит их в чувство – заставляя почувствовать, что это не сон.

Что из этого следует

Какие выводы напрашиваются из всего этого? Фантастические. «Научно» пытаться объяснять такую статистику можно. Но объяснить нельзя. «Научные» объяснения оказываются притянутыми за уши. Здесь нужны другие объяснения.

Еще раз – всё это пишет человек науки.

Глава 2. Что всё это значит?

Месседж-приказ

Когда фантастический вывод оказывается единственно возможным, он перестает быть фантастическим. Фантастика для нас то, чего мы не знаем. Когда узнаём, фантастическое становится реальным. Даже, несмотря на то, что атеисту с естественно-научным образованием трудно принять этот не согласующийся с его научно-атеистической верой вывод. Ведь то же самое естественно-научное образование требует принимать факты, а не прятаться от них.

Сейчас перед нами факт. И заключается он в том, что процессы пандемии управляются не известными нам естественными законами природы. То есть управляются искусственно. И не людьми – мы так не умеем.

Называй это хоть богом, хоть аллахом, хоть неземной цивилизацией, но совершенно очевидно, что мы видим искусственное воздействие на человечество. Таковы факты.

Ни биологическими, ни социальными, ни медицинскими данными наблюдаемая картина не объясняется. Объясняется она только тем, что пандемия – это месседж от некого неизвестного нам отправителя. И, чтобы покончить с пандемией, нам нужно расшифровать этот месседж и ответить на него удовлетворительным для отправителя образом.

Другими словами, чудеса эпидемиологической картины – это что-то вроде «точек» и «тире» в азбуке Морзе.

Но, если месседж, почему в такой странной и в такой жестокой форме?

А мы станем слушать сообщение, посланное в мягкой форме? Пусть нам его напишут огненными буквами на небе? Убеждают не слова. Дела.

Какой характер этого сообщения? Рассказывают ли нам что-то? Изливают душу? Жалуются? Хотят рассмешить? Вряд ли рассмешить. И вряд ли жалуются. Очевидно, здесь другое. От нас чего-то требуют, нам что-то приказывают. Этот месседж – приказ.

Ненаучно? Да. В том смысле, что наука (то есть институализированная, общепринятая часть наших представлений о мире) не предполагает таких объяснений. Ненаучно в смысле неизвестно нам. Но представьте себе телефон во дворце, скажем, Людовика 14-го. Тоже была бы чудесная, ненаучная штука. Такое «ненаучно» должно активизировать желание понять, а не кричать «Не может быть!».

Ну, хорошо. Допустим. А какие же здесь задействованы механизмы? Как может быть связана пандемия с нашим образом жизни?

Давайте о механизмах. Их две группы. Первая – механизмы, обеспечивающие защиту нас от вируса. Вторая – механизмы атаки на нас. Сначала о механизмах защиты.

1. Каждый человек воплощает свою идею, или реализует свою программу (так айтишникам будет понятней). У каждого из нас есть свой «код». Код этот, который описывает всю нашу жизнь, не только биологическую, но и психологическую, в мириады раз сложнее кода ДНК, который составляет его мизерную часть.

2. Но важнее другое: биологический слой кода – это только разворачивание или уплотнение его более тонкого слоя – психологического, который в свою очередь есть разворачивание-уплотнение еще более тонкого и почти неизвестного современной науке надпсихологического слоя.

Эти верхние слои (мы знаем о них как об «ауре») определяют всю жизнь человека, вообще, и состояние здоровья, в частности. Если хотите, здоровое тело – это материализованный (во-площенный) здоровый дух. От этих более тонких частей кода-ауры зависит – заболеем мы или не заболеем, умрем сейчас или не сейчас.

На физиологическом уровне это проявляется, в частности, в том, что мы знаем как иммунитет. Но то же самое проявляется и в других, неизвестных нам формах. Образно говоря, тела одних людей притягивают к себе вирус и дают ему убить себя, тела других притягивают, но убить не дают, а тела третьих – отталкивают. В отношении моего собственного тела я совсем не уверен, что оно достаточно защищено – не святой.

Однако, ситуация с ковидом еще интересней.

Кого-то он убивает. У кого-то (и таких треть от всех позитивно протестированных по данным вот из этой статьи: *Oran D., Topol E. The Proportion of SARS-CoV-2 Infections That Are Asymptomatic : A*

Systematic Review. **Annals of Internal Medicine**, *174 (5)*, *DOI:10.7326/M20-6976* протекает бессимптомно. Из тех, у кого есть симптомы, у большинства (81%) они относительно мягкие (до нетяжелого воспаления легких), у 14% - тяжелые (одышка, недостаток кислорода в организме, или поражение более половины легких), а у 5% – критические (невозможность дышать, шок, отказ нескольких органов). Правда, данные эти не самые свежие (*Interim Clinical Guidance for Management of Patients with Confirmed Coronavirus Disease (COVID-19). U.S. Centers for Disease Control and Prevention (CDC). 6 April 2020*), но тенденция сохраняется: у большинства сравнительно мягкие, кое у кого – серьезные, у некоторых – критические. Старики и больные разными хроническими заболеваниями более подвержены риску.

Различны и симптомы: лихорадка, сухой кашель, усталость, потеря вкуса или обоняния, ломота в теле, боль в горле, диарея, конъюнктивит, головная боль, кожная сыпь, изменение цвета пальцев рук или ног... И это не говоря про симптомы долгого ковида, которые длятся годами и которые еще разнообразней.

У разных больных вирус может поражать органы дыхания, нервную систему, систему пищеварения, сердечно-сосудистую систему, почки...

В общем, можно было бы сказать, что мы видим не одну, а несколько болезней с одним возбудителем, который для одних людей безопасен, для других смертелен. Но точнее – мы видим несколько групп больных, которые по-разному болеют одной болезнью. В зависимости от состояния своего тела, которое, в свою очередь, отражает состоянием духа.

Известны ли другие подобные болезни? Мне неизвестны.

3. Что такое аура с физической точки зрения? Поля неизвестной нам природы – «психическая материя», организованная определенным образом. Точно так же, как каждый из нас – это организованное определенным образом вещество, физическое тело, и организованное определенным образом электромагнитное поле (это электрофизиологи знают отлично). Если считать это электромагнитное поле нашим самым грубым невещественным (но при этом, конечно, материальным, полевым) телом, то аура – совокупность еще более тонких полевых тел (подробнее в моих «Разговорах ученого с Учителем»).

Отсюда и простейший вывод – пандемия закончится, когда мы оздоровим наши тонкие тела: когда станем лучше, обеспечив себе тем самым лучшую защиту от вируса. Сегодня мы надеемся защититься вакцинацией. Конечно – так проще: укололся и забыл про пандемию. Но так не получается: мы всё больше понимаем, что прививки не очень-то хорошая защита. Нам нужна другая «вакцина» – психологическая, или точнее – духовная, надпсихологическая «вакцина».

Возможно ли такая защита? Не для всех, но для кого-то возможно. Многие находятся всем своим психическим существом (правда, обычно не всем, а только какой-то его частью - тем, что мы называем «умом», «сердцем» и т.д.) так низко, что защититься не могут. Другие же – могут. Но сказать, кто может, а кто нет, невозможно даже в отношении самого себя, не говоря уж о других. Мы очень плохо знаем сложнейшую систему своего *Я*. Даже – самые мудрые из нас. Сложность системы намного превосходит нашу мудрость.

Что значит «стать лучше»? Подробно об этом во второй части книги. Сейчас – только главные линии.

«Лучше» имеет два смысла.

В первом смысле «лучше» – это умнее, мудрее, добрее, в общем, выше духовно (подробней в главе 4). Это включает и большую чуткость к голосу совести (нравственное развитие; не путать с моральным), и большее эстетическое развитие, и большее эмоциональное, и большее интеллектуальное...

Это самые умные из нас готовы более-менее понять. Со вторым смыслом «лучше» всё сложнее.

Каждый из нас не только индивид, но и клетка огромного организма – человечества (подробнее в главе 3). И здесь «лучше» определяется полезностью клетки для организма: насколько она помогает или мешает организму жить его, организма жизнью, насколько мы полезны или вредны для человечества, насколько мы продвигаем уже не только себя, но всё человечество в его, человечества развитии, насколько мы делаем человечество лучше.

Что это за «жизнь человечества»? Если «код» одного человека невообразимо сложен, то «код» человечества еще невообразимо сложнее. Но в этой невообразимой сложности есть свои крупные черты. И увидеть их не так уж и трудно.

Первое: человечество развивается, меняется, становится другим по мере того, как составляющие его люди становятся духовно выше.

Второе: мы, человечество, в своем развитии подошли к черте, за которой начинается другая жизнь – жизнь-сознательное развитие. Жить, как мы жили и живем, мы дальше не можем – выросли, слишком высокими стали. В этой невозможности – тот кризис, который мы сейчас переживаем. Нам нужна другая жизнь

– жизнь, в которой люди начинают понимать, что для каждого отдельного человека главное – развитие. А на уровне отношений между людьми – любовь, делание добра, или другими словами – помощь другому человеку в развитии. Такая помощь может быть и материальной – развитие требует материальных ресурсов, скажем, скрипки для скрипача. А может быть и нематериальной – обучение, сотворчество, эмоциональная поддержка, помощь в осмыслении...

Здесь мы подошли к пониманию другой группы механизмов защиты от пандемии – тех, которые связаны с ослаблением атаки. Человечество – само клетка, или, лучше сказать, орган более сложного организма – Земли. О жизни Земли мы знаем уже совсем мало. Фактически – ничего. Потому что «код» жизни Земли ещё больше, чем «код» жизни человечества, и уже совсем запредельно сложен для нас. Но и здесь кое-что мы можем понять.

Производство разного рода живых организмов – от вирусов до приматов – часть жизни Земли. Все эти организмы играют в жизни Земли свои роли, которые определены на тонких планах, в «ауре» Земли. Роль коронавируса SARS-CoV-2 в том, чтобы помочь нам, человечеству, преодолеть кризис в развитии. Так записано в «коде» жизни Земли.

Не верите? Это вполне естественно. И даже хорошо. Но моя цель не в том, чтобы вы поверили, а в том, чтобы услышали о том, что происходит. Откуда знаю я? Просто наблюдения и их осмысление.

Расшифровка месседжа

Когда понял, что речь идет о сообщении, расшифровать его уже гораздо проще. Да и не стал бы никто посылать нам сообщение, не будучи уверенным, что мы сможем его понять.

Тем не менее, бо́льшая часть мира старается делать все возможное, чтобы только не понимать, *что* нам говорят. Это относится и к политикам, и к простым людям. Потому что месседж, который мы получаем, – это приказ изменить нашу жизнь. И естественно, что мы инфантильно, как ребенок, которому велят привести в порядок свою комнату, стараемся притвориться, что не слышим. Ведь мы отнюдь не рвемся менять свою жизнь. По разным причинам. Одни привыкли. Другие боятся потерять что имеют... В общем, лучше не слышать.

Что именно мы не хотим слышать? Вот отсюда начинаются сложности. Потому что сообщение – это целый пакет сообщений. В нем есть то, что относится к нам всем вместе – к человечеству в целом. Есть то, что адресовано огромным частям человечества, вроде «золотого миллиарда». И – то, что относится к отдельным народам.

Большую часть этих сообщений расшифровать нетрудно. Если только хотеть. Но мы не хотим. Чтобы начать расшифровку, нужно понять сам факт получения сообщений. С имеющимся у нас состоянием сознания это очень трудно. Всё мировоззрение современного образованного человека противится такому пониманию. Здесь мы крайне интеллектуально ригидны. И заставить нас сомневаться в своей вере в естественно-научные мифы может только большое несчастье. Достаточно ли большое оно уже? Трудно сказать, не знаю. Но знаю, что *если* не достаточно, нам нужно ждать худшего.

А так бо́льшая часть получаемой нами телеграммы понятна.

Сообщение человечеству как целому

О чем нам говорят как человечеству в целом?

Две главные вещи.

Первая – мы не одни. Мы не самоорганизующаяся система, или точнее, не только и не столько самоорганизующаяся система.

Вторая – мы замедлились в своем развитии, почти остановились. Не в технологическом, а в человеческом развитии – социальном, культурном, психологическом... Это – говоря мягко. А если говорить прямо, не подбирая вежливых слов – мы погрязли в безмыслии и себялюбии, которое тоже то и дело переходит в неосознаваемую, или еще хуже – в осознаваемую нами жестокость. Двигаться дальше мы не хотим. Нам и так хорошо.

А что делают со скотиной, которая вместо того, чтобы идти к дому, разлеглась на солнышке и не слышит голоса пастуха? Пандемия – это как раз и есть пастушеский кнут. Чтобы мы поднялись на ноги и пошли – к новым формам жизни с другими ценностями, другими взаимоотношениями и другими способами жить.

Ну, и третья вещь, менее существенная: мы оказались без лидера. Запад роль лидера человечества теряет. А к кому она перейдет, пока не ясно. Хотя продемонстрированная на сегодня («сегодня» – это 31 января 2022 года; это важно, так как через неделю картина может измениться) Китаем (и в меньшей степени

Востоком как целым) эффективность в борьбе с эпидемией является заявкой на лидерство.

Сообщения частям человечества

Западу как пока еще культурному лидеру человечества, а мы все в той или иной мере люди Запада, Западной культуры, сообщают, что многие Западные достижения, как то индивидуализм, узко-понимаемый прагматизм (он же индивидуальный и групповой эгоизм), культ свободы, процедурной организации общества, включая бюрократию, культ закона, всевластие денег – всё это устаревает и требует замены. Что претензии на роль лидера надо всё время оправдывать. И что последние годы у Запада это получается не слишком хорошо.

Евросоюз информируют, что он мало эффективен как политическое образование и чтобы оставаться реальным, а не номинальным, ему нужно пересмотреть и систему взаимоотношений между национальнымыми государствами и принципы надгосударственного управления.

А вот сообщения отдельным государствам.

Для РФ: страна захвачена, и надо освобождаться – чем раньше, тем лучше. А освободившись – начинать восстановление. Как после войны. Прежде всего – восстановление душ людей. Чтобы можно было начинать жить новой жизнью.

Для США: нельзя терпеть во главе государства идиота и хама, даже обладающего харизмой и даже избранного в соответствии со всеми нормами закона. Но эта частность – часть более общего месседжа: прекрасные принципы, на которых была построена эта страна в 18-19-м веках, к 21-му свою прекрасность подутратили, потому что в жизни есть вещи важнее своеволия-свободы и комфорта.

Для Белоруссии: честный администратор во главе государства не так уж и хорош, если он ограничен до глупости в некоторых важных вопросах. А когда оказывается, что он к тому же лжец и жестокий насильник, его нужно гнать. Иначе он натворит страшных дел.

Израилю: глупо быть «хухым» («умником») и неплохо думать не только о себе, пусть даже и о «себе коллективном». А еще – что технология – это, конечно, прекрасно и необходимо, но помогает решать только весьма ограниченный круг задач.

Страны без производящей экономики, торгующие ресурсами и сомнительными услугами, известили, что в новом мире так прожить трудно – нужно что-то производить. Что-то, что нужно другим странам. Еду ли, программные продукты ли, вещи ли – но что-то.

Ну, и так далее. Перечисление всего было бы слишком долгим.

Что от нас требуют конкретно и почему

Первое и самое очевидное – как можно меньше физического контакта между людьми.

Что это значит для отдельных людей

Для отдельных людей это минимизация привычных форм социальной активности – бары, рестораны, театры и разного рода тусовки... Другими словами – урезание личной свободы. Многое из того, что делать хочется, привык или даже сделал источником дохода, делать теперь нельзя. Это ограничение вызывает сильнейшее сопротивление. Люди хотят жить, как привыкли. Даже – рискуя жизнью. Тем более – чужой.

Вирус о свободе

Эпидемия требует задуматься: что такое свобода и когда нужно за нее бороться, а когда нет?

Конечно, жизнь в современном западном обществе зарегламентирована сильнейшим образом (одни налоги чего стоят, а ремни безопасности...), но есть зоны, куда государство предпочитает не вмешиваться – свободы, от которых при нормальных обстоятельствах вреда большого государству нет и даже есть польза: детям получают иллюзию заполненности жизни и в дела больших дядей не лезут. Ну, а что свободы такие не полезны самим детям, больших государственных дядей занимает мало: чем бы дитя ни тешилось...

Есть в современном западном обществе и другие свободы – свободы взрослых дядей. Ну, это вообще святое, основа жизни. Свобода предпринимательства, которая, если посмотреть на нее в определенном ракурсе, становится свободой воровства, а иногда даже и свободой убийства. Или свобода слова, которая (конечно, если посмотреть и на нее тоже в определенном ракурсе, правда, другом ракурсе) становится свободой лжи и даже свободой растления.

Вирус на все эти свободы – детские и взрослые – покусился. Свободные дети в свободной стране очень недовольны сокращением количества зрелищ. Свободные взрослые – перекрытием каналов для притока денег. И те, и другие пытаются бороться за свои свободы, хотя и по-разному. Первые назло вирусу тусуются, наплевав на маски и социальные дистанции. Вторые пытаются убедить своих работников и потребителей не обращать на вирус внимания, привыкнуть к вирусу, «жить с вирусом», жить, как жили.

Последствия известны. Вирус доказывает нам, что не всякая свобода хороша. Что есть хорошие свободы, а есть и не очень. И что бороться за те, которые «не очень», нет смысла, лучше нам от этого не станет. И мы сами тоже не станем лучше.

Вирус о ценностях: от политеизма к монотеизму

Но вирус требует не просто ограничить нашу личную свободу. Он требует гораздо больше – изменить всю систему наших ценностей, а именно заменить **удовольствия и комфорт** на вершине пирамиды ценностей другой ценностью – ценностью личностного (или духовного, если хотите) **развития**.

А это требование того же масштаба, как переход от многобожия к монотеизму. Собственно, это и есть переход от политеизма к монотеизму. Вместо поклонения множеству богов, которых зовут Свобода, Права Человека, Комфорт, Удовольствие, Слава, Богатство, Могущество, Признание и так далее – вы хорошо знаете наших олимпийцев, нам предписывают поклоняться только одному богу, богу по имени Развитие.

Психологические причины нашего сопротивления

Между «головой в песок» и разумностью

Первые реакции на неприятную новость эмоциональные. Сначала – неверие: либо «Этого нет!», либо «Это не страшно!». Потом – надежда: «А может, этого нет?», или «А может, это нестрашно?», или «А может, само пройдет?» . И наконец – панический поиск спасения: «Что делать?».

Интеллект при всех этих трех реакциях еще не включился. И поэтому все три реакции при наличии реальной угрозы неэффективны. Не замечать угрозу почти так же же опасно, как терять голову от страха и хвататься даже не за соломинку, а за то, что принимаешь за соломинку.

Включается интеллект позднее – у кого-то быстрее, у кого-то медленней. Тогда-то и открывается возможность понять ситуацию, принять ситуацию, поместить себя в ситуацию и начать жить в ситуации, используя предоставляемые ею возможности.

Возможности предоставляет любая, даже самая неприятная ситуация. Иногда это возможности для внешних действий, и всегда – для внутренних: осмысления и переплавки внутреннего мусора (страхов, злости, жадности, эгоизма и т.д. и т.п.) во что-то более ценное – в мысли, смыслы, высокие чувства...

Леденящий страх смерти

Но для того, чтобы заработал интеллект, необходимо отключить или хотя бы приглушить эмоции. А это совсем непросто – особенно при угрозе жизни.

Можно ли отключить страх смерти? Совсем – нельзя: он – часть нашей биологической природы. Так уж мы устроены: на уровне самого глубокого подсознания – страх смерти. Без него мы бы давно вымерли.

Но с ним (в отличие от вируса) можно научиться жить. Для этого нужно отделить себя от страха: вот я, а вот мой страх. Нужно научиться наблюдать за тем, как боишься, как тебя леденит ужас. И когда накатывает очередной приступ, вспоминать, что ты и твой страх не одно и то же. Это возможно не для всех, но для кого-то возможно.

Отсюда начинается работа понимания, которая приводит к удивительным выводам: смерть не конец фильма, а только конец одной из серий. И хотя смерть разрушает значительную часть психологического существа человека (поэтому мы, практически, не помним содержания предыдущих серий), но самое ценное – наше **Я**, обогащенное осмысленным опытом пережитого и зародышами начатого, но не воплощенного – продолжает жить. Просто **Я** сбрасывает износившиеся костюмы: скафандр физического тела и трико тела психического – с тем, чтобы потом одеться во что-то новое (подробнее в «Разговорах ученого с Учителем» и в «Введении в высшую психологию»).

Средства защиты

Но даже при наличии такого понимания (а оно приходит далеко не ко всем – только к наиболее продвинутым в духовном развитии) при обнаружении угрозы жизни мы пытаемся ее отвратить. Как – это зависит от угрозы и от того, какие у нас есть средства защиты. Хорошо, когда мы можем угрозу нейтрализовать – убить комара или убежать от тигра. В этих случаях всё решается поведенчески. А если поведенчески ничего сделать нельзя? Тогда включаются механизмы психологической защиты: «А может, обойдётся?», или «Эта угроза нестрашная, ничему не угрожает», или «Не буду об этом думать, это неприятно», или «Никакой угрозы нет вовсе, это все выдумки»...

Последнее особенно хорошо для «борьбы» с невидимыми угрозами: когда к тебе подступает тигр, так не скажешь, а вот если – микроб, то – вполне. Кто этого микроба видел? А раз никто не видел, значит, его и нет.

Глухота

Всё это мы видим в реакции людей Запада. На приказ вируса «Меняйтесь сами и меняйте свою жизнь!» народ отвечает: «Ни за что!». Люди умрут? Ну, они и так умирают. А, если мы начнем меняться, поумирают еще больше: от стрессов, от голода, от невылеченных болезней... Ну, умрет столько-то людей (скажем, один-два процента от заболевших) – не беда. Пусть даже два процента от населения Земли, 160 миллионов, но я-то в эти два процента могу и не попасть, и даже скорее всего не попаду. А потом всё кончится и можно будет жить по-старому. Той сладкой жизнью, какой мы жили до этой напасти.

Такая вот естественная, хотя и инфантильная реакция. Интеллект здесь молчит: нет ни логики, ни понимания, что старые способы заработка и старые способы производства в новой ситуации работать не будут, что изменившаяся жизнь заставит и уже заставляет людей вести себя иначе: меньше ресторанов, меньше кино, меньше шоппинга... Нет понимания, что смертность может вырасти так же резко, как она упала в первые дни апреля 2020 года. Здесь нет даже попыток понимания. Есть только психологическая защита, реакция чисто эмоциональная.

Рост агрессивности

Жизнь изменилась кардинально. Из более-менее стабильно благополучной превратилась в наполненную угрозами – угрозами здоровью и просто экономическими угрозами: нет работы – нет средств к существованию. Плюс дети, которым всё это трудно объяснить и у которых есть свои жизненные потребности – в общении со сверстниками, прежде всего. Сейчас эти потребности не удовлетворить, только интернет.

Естественно, в такой обстановке растут и раздражительность, и ее следствие – агрессивность. Это проблема не только личная, но и государственная. И так очень сложную обстановку рассерженные толпы на улицах могут превратит в ад.

Что можно с этим сделать

Ответ на этот вопрос зависит от ответа на другой – что делать *кому*? Самому раздраженному человеку? Или тем, кто его окружает?

В отношении *самому*, посоветовать можно немного. Например, объяснить, что раздражение несовместимо с продуктивной деятельностью: от него ни вируса не станет меньше, ни денег – больше. Но дело в том, что способным выслушать такие объяснения они не нужны – такие люди могут контролировать свое раздражение сами. А те, кому нужна помощь, ничего слушать не в состоянии и *такую* помощь принять не могут. Им нужна другая помощь – любовь и забота.

В этом единственное наше спасение – мы должны окружить друг друга любовью, поддержкой, заботой. К счастью, интернет позволяет изливать потоки любви дистанционно.

Экономические причины нашего сопротивления

Как и для отдельных людей, и для экономики, и для всей общественной жизни требование минимизировать личные контакты – огромное потрясение. Многие отрасли (например, индустрия развлечений) оказались под угрозой уничтожения. Многим другим, таким как транспорт или туризм, нужны принципиальные изменения. Системе образования, например, надо учиться учить по-новому.

Требование таких изменений вызывает протест уже не только личный (мало кто хочет учиться работать по новому), но и государственный – государства не готовы к таким резким шагам.

Нужное и ненужное

Вы никогда не задумывались, сколько на рынке предлагается нужного, а сколько – ненужного, но который всё равно кто-то покупает? А сколько – такого, без чего легко можно было бы обойтись при немного другой организации общества? А сколько товаров плохого качества?

Это ведь целые отрасли. Позволяющие преуспевать людям, не производящим ничего хорошего. Тем, кого по-русски называют паразитами. Особенно много их в сфере услуг. Но и товаров производится множество таких, которые, по сути дела, никому не нужны. Не нужны для чего-то хорошего. Могут порадовать тщеславие. Реже – глаз. Но... не больше.

А что такое «нужное»? Нужное – то, что нужно для развития. То, что делает человека лучше.

Естественно, чтобы развиваться, нужна еда, одежда, крыша над головой, транспорт... Но какая еда? И сколько одежды? Что за крыша? Какой транспорт?..

Это всё не простые вопросы. И ответы на них могут быть самые разные. Например, минималистские, аскетические: только самое необходимое. Или сибаритские: чем больше, тем лучше...

Человечество в последние века и в своем капиталистическом, и в своем коммунистическом изводе перепоручило ответ человеческим желаниям – нужно производить столько, сколько покупатели хотят покупать.

Лет двести-триста назад такой подход казался разумным. Но привело это к неограниченному росту производства ненужного и даже вредного. Это то, что мы имеем сегодня. Логика «чем больше у меня есть, тем лучше» перестает работать. Наше производство всё меньше и меньше работает на наше развитие. И хуже того – всё бо́льшая его часть работает на нашу деградацию. Особенно это заметно в отношении культурного производства. Но не только: еда, ведущая к ожирению, или косметика, разрушающая кожу, или ювелирные украшения, удобряющие тщеславие... Много всего...

Сегодняшний кризис ставит перед нами вопрос об очищении экономики и общественной жизни от ненужного, а общества – даже не от паразитов, а от паразитизма.

Дело это непростое – у меня нет законченного рецепта, как его делать. Но делать придется. Потому что существующие формы организации общества сдерживают развитие и тех, кто паразитирует, и тех, на ком они паразитируют.

Есть большая разница между «Хочу стать богаче» и «Хочу стать богаче, чтобы стать лучше». Пока человечеством еще движет «Хочу стать богаче». Но мы начинаем менять этот движитель на «Хочу стать лучше, а, если для этого надо стать богаче, то и стать богаче». В этом один из главных смыслов сегодняшнего кризиса.

Но здесь возникают и весьма сложные коллизии. Например – что делать с искусством? Которое, очевидно, служит развитию человека, но в то же время из-за ограничения на физические контакты оказалось под ударом.

Пандемия и искусство

Причем – под сильнейшим ударом: закрыты музеи, выставки, театры, концертные залы, кинотеатры... Как же так? Если нам велят сделать развитие своей главной ценностью, то почему требуют свернуть культурное производство? Неувязка?

На самом деле, никакой неувязки нет. Всё дело в том, что искусством современное искусство является в степени очень незначительной. В основном это промышленность, индустрия развлечений.

В чем разница? В социальной функции. Искусство растит душу, развивает психику, поднимает ее, делает выше... У индустрии развлечений функция совсем другая: отвлечь от главного, от мыслей, от развития... И тем самым развитие остановить.

Бывают ли пересечения: чтобы и развлечение, и развитие? Бывают. Вспомним хоть лучшего Чаплина. Да, и вообще невысоких людей не слишком высокое искусство развивает, развлекая. Но не этим определено лицо индустрии развлечений. Ее главный продукт развлекает, отвлекает, но **не** развивает. *Сколько снимается фильмов в год? И сколько они дают для развития хоть кому-нибудь? То же и со спектаклями. И с концертами...*

Если я хочу послушать великую музыку в великом исполнении, возможности сегодня для этого неисчерпаемы. Слушай – не переслушаешь. То же и с фильмами. И со спектаклями. (Правда, с ними хуже: многое из великого осталось незаписанным.)

А теперь прикиньте, сколько нужно ходить в кино, чтобы посмотреть фильм, ну, скажем, уровня «Ночи Кабирии»? Сколько по дороге придется пересмотреть всякой дряни, ничего не дающей ни уму, ни сердцу, кроме, может быть, растления? Сотни фильмов? Тысячи?..

А как же «эффект присутствия»? Ведь живая музыка не то, что записанная. Правда. Но вот у меня тут не так давно был выбор, в чем исполнении послушать виолончельные сюиты Баха: живого Мишу Майского (кстати, один из лучших живущих сегодня виолончелистов) или запись Ростроповича. И знаете, что я выбрал? Ростроповича. Почему? По самой простой причине – душу Ростропович, пусть и в записи, поднимает гораздо выше.

В этом одна из главных функций пандемии – очистить от накипи. И искусство – в том числе. Которое всё меньше искусство и всё больше производство зрелищ.

Ну, хорошо – а как же закрытые музеи? Ведь там столько сокровищ. Верно. А вы видели, что происходит в музеях вокруг этих сокровищ? На одни, менее знаменитые, и внимания не обращают. Но фоне других фоткаются (терпеть не могу этого слова, но ведь именно фоткаются, а не фотографируются). И уходят из музея ни с чем.

В том-то и дело, что музеи – места элитарные. Туда нельзя ходить, чтобы потом похвастаться «Был в Лувре». Туда нужно хотеть попасть, стремиться попасть. Ведь в музее человек встречается с великими людьми. Более великими, чем президенты или рок-звезды. А на такие встречи нельзя пускать абы кого.

Музеи можно открыть. И нужно. Только не открыть, а приоткрыть. Не для всех. Для избранных. Для тех, кто к встрече готов. Кому она нужна.

Как определять, кому нужна? Не так уж и трудно – достаточно просто попросить письменное объяснение, что и почему человек хочет увидеть в музее. Эти письма и обрабатывать можно автоматически – просто проверять на плагиат. Музеи потеряют доходы? Да. Но они и не должны жить за счет продажи билетов. Только за счет субсидий, государственных и негосударственных.

Искусство вообще не должно быть ни отраслью промышленности, ни частью рынка. Пандемия заставляет пересмотреть наше отношение и к производству искусства, и к его «потреблению». Потому что имеющееся у нас отношение и то, и другое убивает. Ведь само слово «потребление» здесь неуместно. При встрече с искусством очень большой вопрос – кто кого потребляет: зритель произведение или произведение зрителя? Процесс очень сложный: человек отдается, отдает свою душу произведению, создает в своей душе «дубликат» произведения.

Тут не потребление, тут сотворчество, тут продление произведения, тут служение произведению...

В производстве искусства нет места рынку. Здесь необходимо финансирование от меценатов – государственных и частных. Как это сделать? Это вопрос очень непростой. Над ним нужно работать. Но начинается эта работа с постановки проблемы. Пандемия как раз и помогает эту проблему поставить.

«Кошелек или жизнь?», или лучшие друзья вируса – глупость и жадность

Вопрос, который правительства с самого начала пандемии ставят перед собой, хотя и не говорят об этом громко: что спасать – экономику или жизни? И большинство выбирает экономику. Это естественно для общества, где богатство – высшая ценность, во всяком случае, более высокая, чем **чужая** жизнь.

Но это и бессмысленно - **так** экономику не спасти. А убить придется многих. И за это придется отвечать. Возможно, даже кошельком.

Естественно, выбор кошелька прикрыт плотнейшей демагогией и даже самообманом. Потому что многие вполне человеколюбивые и некорыстолюбивее избиратели не понимают ни совершаемого политиками выбора, ни своего соучастия в этом выборе.

Всё дело в том, что чрезвычайная ситуация, созданная вирусом, требует другой организации общества. Напоминающей военный коммунизм. Обеспечивающей *каждого* – тем, что ему **жизненно** необходимо. Гарантированно.

А это значит, что богатым нужно делиться. И делиться **по-настоящему**, не крохами. Что противно самой природе богатства: богатство – это то, что **моё**.

Здесь удар не только по кошельку богатых, но по идеологической основе жизни Запада. И понятно изощренное, а часто и не слишком изощренное сопротивление этому требованию. Бизнесы любой ценой пытаются увернуться от ограничений карантина. И им есть, кому и из какого кошелька платить эту цену.

В «мирной жизни» это было не слишком страшно. Но мы на войне. А здесь неконтролируемая жадность, которая толкает людей нарушать карантин, обходится людскими потерями. Иногда – огромными.

Но жадность опасна и для самих жадин. Если политическая и экономическая элиты не смогут понять необходимость делиться по-настоящему, они рискуют быть уничтоженными при достижении раздражением точки кипения. Но и при менее драматическом развитии событий репутационный ущерб, который они понесут, едва ли окажется восполнимым.

Кто может поставить заслон жадности? Только общество в целом. Другого контролера быть не может. Но для этого у общества должны быть умные и честные лидеры, неважно, формальные или неформальные. И что еще важнее – для этого общество должно понять опасность жадности. А оно пока понимает эту опасность очень мало. Почему? Из-за глупости, из-за неинформированности.

La Vita Nuova: любовь и осознанное развитие

Она не в будущем, она уже здесь. Но люди не хотят этого видеть, предпочитают отказывать неприятному, да и просто необычному в реальности. Пытаются жить, как жили раньше, не понимая, что это невозможно и что нужно учиться жить по-новому. И этим нежеланием удлиняют кризис, главная причина которого – устаревший, обветшавший образ нашей жизни.

Как жить новой жизнью?

Прежде всего нам нужно понять, что главное – это развитие нашей души (психики, если хотите), а не комфорт и толщина кошелька. И – что нам нужно полюбить друг друга

Слишком общо? Давайте конкретней. Сначала надо полюбить себя. Но полюбить не в смысле ублажать свои прихоти. Так себя «любим» мы все. Но это не любовь, так не любят – так балуют. Многие родители это хорошо понимают. Нужно полюбить себя в смысле начать помогать себе развиваться. А для этого – научиться быть наедине с собой и стараться делать себя *лучше*, а не себе *приятнее*.

Естественно, «лучше» для каждого своё: кому-то надо становиться умнее, кому-то – образованней, кому-то – совестливее... Но почти всем – добрее.

Как? Как становиться лучше? И здесь разным людям – по-разному. Кому-то – учиться. Кому-то – воплощать задуманное. Кому-то – осмыслять пережитое...

Полюбив себя, мы сможем любить и других людей – помогать им развиваться. Так, как родители любят своих детей.

А на уровне общества нам нужна другая экономика – экономика любви, в основе которой другая идеология:

производить не просто то, что приносит производителю деньги, а то, что доставляет потребителю любовь.

Пандемия создала все условия для экономики любви. Потребность в любви выросла лавинообразно: любовь нужна всем. Кому-то в форме психологической помощи. Кому-то просто в виде доставки продуктов. Бизнесы по производству ненужного закрываются, освобождая место для новых бизнесов по производству нужного. А нужное сегодня – это любовь.

Казалось бы – всё это нетрудно понять. На самом деле – очень трудно. Понимать – вообще не самое любимое наше занятие. Ведь даже понимание простейших вещей, вроде необходимости самоизоляции или необходимости масок, приходит тяжело.

И здесь снова пандемия помогает нам – заставляет учиться понимать. Она просто не оставляет нам другой возможности. Прятать голову в песок в надежде, что всё пройдет и заживем по-старому, долго нельзя. А приказ нам категоричен: пандемия не кончится, пока мы не поймем, *что* от нас требуют, и, поняв, не изменим свою жизнь.

Какие возможности предоставляет пандемия

Отдельному человеку – перестать заниматься бесполезным (для его развития) и заняться полезным. Заменить в своей жизни одни занятия (вечеринки, танцы, бары и прочие сходные формы социальной жизни) другими. Например – учебой. Дистанционно можно прекрасно учиться (подробней в главе 8). Если только знаешь – *как*. И конечно – *чему*. Или – чтением, в библиотеках Интернета собрано много великих книг. Или слушанием великой музыки. Или смотрением великих фильмов, спектаклей... Всё это есть в Сети.

Это для отдельного человека. А для нас всех вместе главное – придумать и опробовать новые формы жизни. Ведь «модная болезнь» и дана нам затем, чтобы вывести к новому жизнеустройству.

Что это будет за устройство жизни? То, каким мы его придумаем и сделаем. А придумать нам надо общество сознательного развития и любви. Где у каждого есть то, что ему *нужно*. Не то, что *хочется* (тут пределов нет, и особенно – у людей низкого уровня развития души), а то, что *нужно*.

Как это «то, что нужно» определять? Люди повыше («взрослые») могут это определять сами, людям пониже («детям», хотя многие из них могут быть седыми или лысыми) должны помогать любящие «взрослые». Как в семье.

Откуда берется то, что получает каждый? Делается теми, кто способен делать, производить. Рабочими пчелами общества. Их много, а может быть еще больше. Многие виды работ человек может делать до глубокой старости, практически, до смерти. Как это и бывало в трехпоколенных семьях, где бабушки нянчили внуков и вообще вели дом, пока молодые члены семьи добывали материальные средства существования.

Как это всё организовать? Главное – поставить правильно задачу. А правильная задача здесь – правильное распределение общественных полномочий. Правильным же оно будет тогда, когда будет привязано к уровню развития души. Чем больше в человеке мудрости, доброты и совести, тем шире должны быть его полномочия.

Ну, хорошо, поставили задачу. А как ее решать? Это совсем не просто. Но думать, как решать, можно только после того, как задачу поставишь.

Вот этим нам и надо было бы заниматься: придумывать *как*, и обкатывать придуманные модели. Например – в сетях онлайн. Чтобы нам было с чем выйти из кризиса (подробнее – в главе 9).

Коншинизм-каритизм

Общество любви и сознательного развития можно назвать коншинизмом (от латинского *conscientia*, сознание, совесть). А можно – каритизмом (от латинского *caritas*, любовь, забота).

Главное в коншинизме-каритизме – новая иерархия ценностей. Деньги и комфорт, власть и слава, честь и свобода – все наши бывшие ранее главными ценности в новой иерархии сохранятся. Но – в ином статусе: не как главные, а как обслуживающие ценность сознательного развития. Развития, которое превращает Homo sapiens в Homo divinus, *человека разумного в человека божественного*.

Часть вторая. Контекст: философский, психологический, исторический

Глава 3. Мир живой, мир развивающийся

Экселиксофия (экселиксе, εξέλιξη – развитие; софия, σοφια – мудрость) – философия развивающегося мира.

Триады: вещь – идея – существо

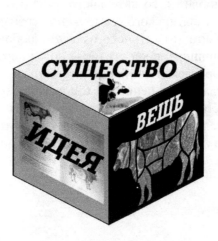

Мы привыкли считать, что вещи – это одно, существа – другое, а идеи – третье.

Но такое разделение не особенность Мира, а привычный для нас способ видеть мир: части Мира кажутся нам то вещами, то существами, то идеями, в зависимости от того, с какой стороны мы на них смотрим. При другом способе смотреть на мир идея и существо – просто взгляды на одну сущность с разных сторон.

При анатомическом (статическом) взгляде на мир мы видим огромную вещь, состоящую из множества частей – вещей поменьше, которые в свою очередь состоят из вещей еще поменьше. От Вселенной до электрона. Когда же мы смотрим на мир физиологически (динамически), все эти вещи кажутся нам существами, проживающими свои жизни. Сменив еще раз ракурс, мы замечаем, что каждая такая жизнь – реализация идеи существа.

Вещь – это то, в чем мы видим сгусток материи. Существо – то, в чем мы видим действие: как *это* делается, происходит. А идея – то, в чем видим, *что* эти процессы делают, *что* ими движет, *что* они означают, – другими словами, когда мы смотрим *за* действие. Идея – пьеса, существо – театральная труппа, вещь – спектакль.

Идея = душа = система управления

Жизнь мира в целом и жизнь каждой его частички – непрерывное движение. Мало того, это не только непрерывное, но и вполне **определенное** движение: каждая вещь в мире движется **определенным образом**. Этот **определенный образ** – идея движения, или, другими словами, идея жизни движущейся (меняющейся) вещи. Таким образом мы можем сказать, что идея (программа движения, жизни) вещи как бы оживляет эту вещь. В этом смысле идею можно считать причиной, или душой движущейся, меняющейся, живущей вещи. Другими словами, идея и душа – просто разные имена одной сущности, первое – из философского, а второе – из религиозного лексикона.

Сегодня эти два лексикона естественно дополняются третьим – кибернетическим. Душа, анима, «оживитель», то есть причина жизни, то, что делает вещь живой, подвижной, на языке кибернетики – система управления вещью, или программа вещи.

Представьте себе робота. Его железная часть – тело. Часть этого тела – разные датчики, видеокамеры, антенны и микрофоны – органы восприятия. Есть микросхемы, где записаны программы, управляющие роботом, – мозг. Но сами программы как бы бесплотны. А именно они и оживляют робота – делают его воспринимающим окружающий мир и действующим. Душа – это и есть такие бесплотные программы. Каждая программа реализует некую идею – *что* робот должен делать и *как*: *что* воспринимать органами восприятия, *как* перерабатывать воспринятое и *как* действовать органами действия.

Заметим еще одну вещь: робот может иметь несколько тел, или, точнее, его тело может быть пространственно несвязным. Представьте себе пару человекоподобных роботов с одной системой управления, сигналы о состоянии друг друга они передают по радио. Внешне этот робот выглядит, как два независимых робота, которые, например, носят носилки. По сути же – это один робот. Но ситуация может быть и более сложной – этот спаренный робот с двумя парами ног и двумя парами рук может разъединяться и превращаться в два независимых робота, один из которых, например, отправляется на подзарядку, а другой в это время нагружает носилки.

Вещи простые и сложные, души простые и сложные

Сложность систем управления

Как вещи мира отличаются сложностью, так отличаются сложностью и их системы управления (души, идеи). Души больших (сложных) вещей многослойны. Как слоеные пироги. И число слоев души тем больше, чем сложнее одушевляемая ею вещь. Для управления движением (жизнью) безжизненной вещи достаточно одного уровня – физического, у таких вещей, как атом, душа одноэтажная. Для управления живой вещью нужен еще один уровень – уровень жизненных сил. Душа вирусов – двухэтажная. А для управления такой вещью, как человек, системе управления нужен еще один этаж. Этот этаж – психика.

Психика – система управления не самыми сложными, но и не самыми простыми вещами – вещами человеческого уровня сложности. Есть вещи куда сложнее, например, самая сложная вещь – Мир в целом. Её система управления (Бог аврамических религий) несопоставимо сложнее психики.

Самое смутное впечатление о надпсихическом мы получаем только поднимаясь сознанием в сверхсознание, к самым высшим из доступных для нас состояний сознания. Сама же система управления Миром в целом непостижима для человека так же, как человек непостижим для муравья, или, чтобы быть более точными, как человек непостижим для фарфоровой статуэтки.

Но если о системе управления, душе, идее Мира мы ничего не знаем, то об *иерархии* систем управления (душ, идей) – от самых сложных до самых простых – мы кое-что знать можем. Потому что наша психика сама многослойна: в ней не одна, а несколько систем управления: от животной психики до той, которую мы называем божественной.

Но и сами люди различаются сложностью: есть твари, а есть и гении. Для первых низшие, животные этажи оказываются высшими, а для людей более сложных поверх животных этажей надстраиваются многоэтажные здания. Психическая жизнь первых – физические ощущения и действия, вспышки ярости, алчности или паники. У тех, кто повыше, палитра разнообразных эмоций раскрашивает сложную интеллектуальную и творческую работу. У еще более высоких активен следующий этаж – зона самосознания. И, наконец, у самых высоких сознание способно освещать сверхсознание и заглядывать еще выше – в надпсихическое.

Души не-людей

Многие вещи, которые мы считаем неодушевленными, не проще тех, о которых мы знаем, что у них есть психика. Мы отказываем им в одушевленности, во-первых, в силу традиции, а еще потому, что не умеем вчувствоваться в их душу. На самом деле, они одушевлены. Сложными являются и хитросплетенные, и просто большие вещи. И если стокилограммовый валун, конечно, проще человека, то в отношении горы это не так очевидно. Тем более – в отношении Среднерусской возвышенности. Души есть и у городов («что ни город, то норов»), и у леса, и у реки (то, что Даниил Андреев называл стихиалиями), хотя здесь мы уже спускаемся к уровню, когда психическое исчезает и где достаточно биологических или даже только физических систем управления.

Естественно, у Земли тоже есть душа. Про жизнь Земли, за исключением того, что она вращается вокруг Солнца, мы вообще ничего не знаем. Но это не означает, что Земля живет жизнью шарика, который раскручен на веревочке. Душа Земли несопоставимо сложнее души человека. она включает в себя и души отдельных людей, и душу человечества, и души всех живых землян, начиная с самых мелких – вирусов, и души землян неживых, таких как камни, и души таких землян, о которых мы не догадываемся или считаем их выдуманными... И всё это живет, растет, развивается, реализуя тем самым некий сверхсложный для нашего понимания план жизни Земли.

Отдельность и ансамблевость: человек, цивилизация, человечество, Земля, Вселенная

Два шара – красный и белый – лежат на столе. А в голове бильярдиста уже созрело решение, и он бьет кием по красному шару. Тот катится, ударяет по белому, и белый закатывается в лузу. Любые отдельные вещи отдельны, как эти два шара.

Миллионы автомобилей *одной* модели как бы отдельны. Но у всех них общая идея – конструкция. И эта общность делает много вещей (машин) одной вещью – моделью.

Танец маленьких лебедей танцуют четыре балерины. Но балерин по отдельности видят только их родители или профессиональные балетмейстеры. Для обычного зрителя танцуют не четыре балерины, а четверка балерин – одно коллективное существо: восемь ног, плетенка из рук, четыре головы, полное единство движения, и за всем этим одна *душа* – музыка Чайковского и фантазия Льва Иванова.

Вот марширует колонна на военном параде. Можно, конечно, сказать, что идут двести человек, но так этого никто не воспринимает: идет колонна, особое существо с единой волей, подчиняющееся одному замыслу. – в общем, тоже с одной *душой*.

Любая группа людей, которые делают одно дело, реализуют одну идею, становится одним существом. И их общее дело, идея, спаявшая эту группу, не что иное как душа этого существа.

Каждый человек состоит из многих отдельных вещей: сердца, желудка и т.п. Их общее дело – поддерживать жизнь человека. Но человек не только ансамбль отдельных малых вещей, но и сам – отдельная часть бóльших вещей-ансамблей. Эти бóльшие вещи прежде всего человеческие сообщества: семья, род, племя, класс, партия, сословие, профессия, землячество, поколение, нация, сверхнарод, историческая эпоха, цивилизация, культура, вплоть до самого большого сообщества – человечества. И у каждого из этих сообществ есть своя душа – свои общие дела, свои идеи, которые цементируют их, превращают множество их членов в единый организм.

И конечно, человек – часть Земли, а также часть частей Земли: стран, городов, местностей (по крайней мере в том смысле, в каком живущие в желудке бактерии – часть человека и часть желудка).

Через Землю человек (как и человечество) связан со Вселенной – самой большой вещью: вещью вещей. И у всех этих огромных вещей тоже есть свои души – свои общие дела, свои идеи. О которых мы почти ничего не знаем.

Жизнь существа – от создателя к создателю

Самая большая идея самой большой вещи в мире, то есть идея самого Мира насчитывает очень много уровней. Без нее мир не был бы даже хаосом – его просто не было бы, чтобы *быть*, мир должен быть *каким-то,* хоть хаосом: это *какой-то*, определяющее то, какой мир есть, – Идея Мира.

Идея Мира подобна дереву: от ствола-Первопричины ответвляются толстые ветви, от них другие – потоньше, и так далее, вплоть до листьев на самых тонких веточках. Эти листья-феномены растут на причинах феноменов, которые, в свою очередь, растут из причин причин и т.д.. Другими словами, за миром феноменов есть мир причин, мир причин причин и т.д..

В этих мирах человек и те, в ком он взаимодействует и взаимосвязан, образуют много огромных существ, объединенных и в этом смысле созданных идеями таких взаимосвязей и взаимодействий. Эти большие, общие идеи – души таких огромных коллективных существ.

Жизнь Мирового Дерева – пульсация. Дерево дает ростки – от очень крупных ветвей до совсем мелких листочков – и эти ростки возвращают себя Дереву, подобно тому как листья питают обычное дерево. Дерево сначала разрастается ветками и листьями, а затем вновь сжимается, выбирая из выросших веток и листьев квинтэссенцию их жизней. Библейские притчи о сыне, возвращающемся к отцу, включая и саму евангельскую историю Иисуса – от Отца пришел и к Нему возвращаюсь, символизируют этот процесс.

Эту пульсацию можно увидеть в двух ракурсах: как реализацию Мировой Идеи и как жизнь Мирового Существа – Всемирной Организация *всех* существ, или Мирового Организма, в котором в качестве Его органов (или клеток) *все* существа взаимосвязаны и взаимодействуют.

Подобно тому как любое большое дело состоит из множества дел помельче, а те – из еще более мелких, так и Самое Большое Дело – Мировая Идея – рассыпается необозримым множеством дочерних, внучатых и так далее идей. Так устроена Иерархия идей.

58

Дочерние идеи – это этапы реализации материнской. Их реализация нужна материнской *зачем-то*. Дочерняя идея получает это *зачем-то* как замысел, который ей предстоит сначала *развернуть* – во-*плот*-ить, сделать плотным, грубым, а затем *свернуть*: извлечь из грубого воплощения его тонкую квинтэссенцию, смысл, и вернуть этот смысл материнской идее, чтобы та реализовывалась дальше. Плодами деятельности, управляемой дочерними идеями, могут быть и выстроенный дом, и пережитая любовь, и написанная книга, и созданная цивилизация, и выросший человек, и выросшее человечество... И программы-идеи, и реализующие их существа нужны только для того, чтобы добыть этот результат своей жизни-деятельности: выполнить полученное частью от целого задание и доложить о выполнении. Естественно, задания и доклады разные для разных по масштабу частей Мира: у электрона они совсем не такие, как у человека, а у человека не такие, как у Земли.

Так как каждую идею реализует свое существо, Мировая Иерархия идей оказывается и Мировой Иерархией существ. В Иерархии старшее существо как бы продолжает себя младшими – создает младшее, чтобы то работало на него. Создание младшего существа начинается с души – зародыша будущего существа, с его идеи, замысла. Этот зародыш растет, обрастает плотью и кровью – во-площ-ается, а затем развоплощается – прожившая свою жизнь душа обогащается смыслом прожитого и возвращается к своему создателю. Так Мировое существо живет жизнью своих клеток. Все наши жизни – части Жизни Мира. Все, что мы делаем, делает Мир.

Так живут люди, так живут сообщества людей, включая такие огромные сообщества, как цивилизации и всё человечество как целое, так живет Земля.

Путь человека

Как и все существа, человек тоже реализует замысел своего Создателя, чтобы преображенным вернуться к Нему и вернуть Ему смысл проделанной работы. Опуская детали (их можно найти во «Введении в высшую психологию» или в «Русской идее»), создателем человека, идеи индивида можно считать огромное существо Человечество.

Высшие слои души этого гиганта, как туча дождем, «прокапывают» вниз, в более плотные слои мира, наделенными индивидуальностью дождинками идей отдельных людей. Каждая такая дождинка (душа, или, точнее, душа души человека) начинает свой индивидуальный путь, то замерзая снежинкой отдельного человеческого существа – Коли или Оли, то растаивая и снова превращаясь в каплю, но уже более теплую, чтобы снова замерзнуть уже другой снежинкой – Джоном или Мери, которая тоже растает и превратится в еще более теплую каплю. И всё это затем, чтобы в конце концов ставшая совсем горячей капля испарилась и вернулась в когда-то прокапавшую ей тучу.

Когда наступает это «в конце концов»? Это зависит от человека – как быстро он развивает себя. Когда он делает это осознанно, скорость развития вырастает на порядки: то, что при стихийном развитии занимало бы десятилетия, может происходить за недели.

В этом и заключается важность того перехода, через который мы проходим: делая развитие сознательным, мы качественно меняем всю свою жизнь, всё свое положение в мире, и даже – в Мире.

Жизнь цивилизации, жизнь человечества, жизнь Земли

Масштаб жизни человечества для нас настолько огромен, что мы с трудом можем представить эту жизнь даже в общих чертах. Фактически, более-менее отчетливо мы видим не более 4-5 самых близких к нам тысячелетий. Но этого достаточно, чтобы заметить, что человечество развивается, растет. И что инструментами этого развития являются огромные по сравнению с человеком, но маленькие по сравнению со всем человечеством существа – цивилизации (подробней в главе 5). Создавая новые и новые цивилизации, человечество строит пирамиду, по которой поднимается вверх. Миф о Вавилонской башне рассказывает эту историю. А разные построенные людьми пирамиды – несохранившиеся месопотамские зиккураты, египетские и американские пирамиды – эту историю показывают тем, кто предпочитает глаза ушам.

У каждой цивилизации есть своя идея – идея того, как человечеству (и, естественно, людям этой цивилизации) жить и подниматься на следующую ступень.

Смысл пандемии

Но в контексте этой книги важнее другое: жизнь, то есть развитие человечества – часть жизни Земли.

Почему это важно? Потому что, когда существо замедляет свою работу, свое развитие, тем самым оно замедляет и развитие большего существа, по отношению к которому оно является клеткой или органом. И тогда это большее существо (организм) начинает активизировать «заснувший» орган. Как мы растираем занемевшую руку. Или – как, стремясь активизировать свою иммунную систему, прививаемся от ковида. Точно так же поступает Земля по отношению к занемевшему человечеству, опрыскивая его коронавирусом.

Глава 4. Homo Developing

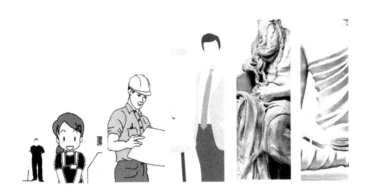

Разноцветная четверка

Четыре человека. Первого, карлика, зовут Черный, второго, повыше, но все равно коротышку, – Синий, третьего, среднего роста, – Зеленый, а четвертого, самого высокого, – Желтый.

Черный – почти животное. Если он не лежит, как в коме, то месит глину или таскает тяжести. Весь его мир – он сам. Его главные враги – голод и холод. Изредка его трясет страх или он впадает в ярость. Но обычно он просто делает то, что велят. И верит всему, что слышит, например, что бог живет в церкви. Развлечения ему неизвестны. От Черного не исходит никакого свечения – его аура черна.

Синий – «кухарка»: убирает, стирает, готовит. Может написать поздравительную открытку. Все, к чему он стремится, – это благополучие его семьи. Заботится только о сегодняшнем дне. Обидчив, ревнив. Делает что принято; думает как научили, например что бог правит миром и наказывает за грехи. К новому относится и подозрительно (например, верит в теории заговоров), и сверхдоверчиво. Совсем не критичен. Любит футбол, триллеры, мыльные оперы. Его мечты – что-нибудь купить. Его игра – подкидной дурак. Свечение Синего – небо в глубокие сумерки.

Зеленый – служащий, обыватель. Звезд с неба не хватает, но работу свою знает. Его мир ограничен людьми, с которыми он знаком лично. Он понимает, что делает и почему. Строит планы на несколько лет и добивается намеченного. Любит и помечтать. Не прочь соригинальничать, только у него это плохо получается. Его кругозор за рамками профессии – из популярных брошюр. На слово верит редко – сравнивает услышанное с тем, что знает, оценивает авторитетность источника. Способен на нежность, сочувствие... Любит красивые вещи. Еще любит ток-шоу, познавательные передачи, всякие дискавери, добротные однодневные фильмы. Играет в покер. Свечение Зеленого – свет керосиновой лампы под абажуром цвета еловой хвои.

Желтый – высокий профессионал, мастер. Он решает крупные задачи, руководит большими коллективами. Работает уже не для знакомых, а для людей вообще – соотечественников, коллег... Планирует на десятилетия. У него сильная интуиция. Из игр его – игра на бирже. Знает свои недостатки. Житейски мудр. Знаком с последними научными достижениями. В прочитанном пытается понять, что имел в виду автор. Иногда яркое воображение уносит его далеко от земных реалий. Знает и светлую печаль, и грустную иронию, видит красоту обыденного – дерева, поля... Любит Гоголя, Моцарта. Читает Гегеля. Свечение Желтого – свет электрической лампочки.

Таких людей: Черного, Синего, Зеленого и Желтого – нет. В том смысле, что никто не светит постоянно, двадцать четыре часа в сутки одним цветом, не важно каким – черным, синим, зеленым или желтым. Каждый человек часть своей жизни похож на Черного, а часть – на Синего. Многие бывают похожи и на Зеленого, а некоторые – и на Желтого. Когда человек спит и не видит снов, он черный; когда ест – чаще всего синий; болтает с приятелем – зеленый; когда его озаряет – желтый. Люди все время меняют свои цвета, и у каждого свой спектр. Конечно, кроме чистых цветов в этом спектре есть и полутона – человек бывает и черно-синим, и бирюзовым – зелено-синим, и изумрудным – сине-зеленым, и лимонно-желтым... Жизнь – это непрерывная смена одних состояний сознания другими.

Шкала яркости-высоты состояний сознания

В «Свете Жизни» я ввел шкалу яркости психических состояний – от 0 до 100 люм (люм – единица измерения психической яркости). Чистым цветам соответствуют: 0 люм – черному, 20 люм – синему, 40 – зеленому, 60 – желтому. На этой шкале:

Участок Черного, или черные состояния-0 – от 0 до 10 люм.

Участок Синего – черновато-синие состояния-1, 10-20 люм, и зеленовато-синие, хвойные состояния-2, 20-30 люм.

Участок Зеленого – синевато-зеленые, изумрудные состояния-3, 30-40 люм, и желтовато-зеленые, салатовые состояния-4, 40-50 люм.

Участок Желтого – зеленовато-желтые состояния-5, 50-60 люм и назову их здесь «очень желтыми» состояния-6, 60-70 люм.

Яркость состояний сознания растет от полузвериной примитивности к нашим потолкам. Так как более яркие состояния, вообще говоря, соответствуют более высоким местам на социальной лестнице, для состояний-0–6 можно предложить в качестве псевдонимов не только цветовые названия, но и названия разных ступеней военной, научной или какой-либо еще иерархии.

Состояния-0: новобранец, детсадовец (5 лет), неквалифицированный рабочий, дворник.

Состояния-1: рядовой обученный, третьеклассник (10 лет), квалифицированный рабочий-станочник, дворовый.

Состояния-2: сержант, старшеклассник (15 лет), секретарь («пролетарий умственного труда»), дворецкий.

Состояния-3: прапорщик-специалист, студент (20 лет), техник, однодворец.

Состояния-4: ротный командир, выпускник (25 лет), средний инженер, надворный советник.

Состояния-5: полковник, молодой ученый (30 лет), средний бизнесмен, придворный.

Состояния-6: полководец, крупный ученый, высший менеджмент, царедворец.

Общий принцип роста яркости состояния иллюстрирует такой пример. Одна из важнейших задач, с которой сталкивается любой человек, – побудить более сильного («начальника», то есть того, кого невозможно просто заставить) сделать то, что этот более сильный делать не хочет. Как решают эту задачу в разных состояниях?

В состоянии-0 – просто потребовать: «Дай!».

В состоянии-1 – «выплакать», заставить сделать из жалости: «Ну, пожа-а-луйста, дай!».

В состоянии-2 – добиться занудливым повторением просьбы (как это делает чеховская «беззащитная женщина»).

В состоянии-3 – дождаться хорошего настроения.

В состоянии-4 – объяснить, почему *это* нужно сделать.

В состоянии-5 – убедить «начальника», что он сам *этого* хочет.

В состоянии-6 – создать ситуацию, когда «начальник» просто вынужден *это* сделать.

Еще пример – как растет яркость мнений-представлений («личных теорий»).

Теории-0 – случайно услышанные где-то мнения.

Теории-1 – школьные азы, например школьная арифметика.

Теории-2 – простые объяснения из научно-популярных журналов.

Теории-3 – вульгаризация научно-мировоззренческих теорий (таких, как фрейдизм, дарвинизм, марксизм) и азы профессиональных знаний (такие, как сопромат).

Теории-4 – «общие» профессиональные знания, формально-логические философские системы (такие, как атеизм или картезианство).

Теории-5 – знания о секретах профессии, житейская мудрость, последние научные достижения.

Теории-6 – вершины европейской философии (например, монадология Лейбница).

Это только две из многих «размерностей» души, по которым можно прослеживать изменения яркости состояний сознания. (Глава 3 и Приложение 3 «Света Жизни» рассматривают эти размерности подробней.)

Состояния, которые ярче желтых

Обычный человек *почти* никогда не поднимается над желтыми состояниям. Но если бы люди не *почти*, а вообще никогда туда не поднимались, мы бы оставались в пещерах. Желтые только кажутся лидерами, но на самом деле они не народоводители, а только колонновожатые. Впрочем, для темы этой книги факт существования состояний ярче желтых не так важен.

Психический рост

Хотя яркость свечения человека все время меняется, его средняя яркость за неделю или за месяц – величина устойчивая. Но у разных людей разная: есть люди со средней яркостью 10 люм, а есть – 30 люм. Понятие «масштаб личности» тесно связано со средней яркостью, или, как ее еще можно назвать, психическим ростом.

Выстраивая людей по психическому росту мы можем стратифицировать общество. Это очень важно и теоретически, и (при наличии надежных ростомеров) практически.

Чтобы измерить психический рост, нужно подсчитать, в каких состояниях сколько времени проводит человек в среднем – из чего состоит его средний день: сколько он спит, сколько и как работает, и т.д. А дальше нужно эти состояния усреднить. Например, пусть В.М. 6 часов в сутки проводит в состоянии-0 (глубокий сон), 5 часов – в состоянии-20 (простые бытовые дела), 7 часов – в состоянии-40 (рутинная социальная активность) и 6 часов – в состоянии-60 (творческая работа и работа с учениками). Усредняя, получаем рост В.М. 31 люм. Это очень много.

Средний рост взрослого человека в разных слоях современных обществ колеблется от 10 до 30 люм, выше вырастают единицы, много меньше 1 процента от 1 процента.

Выделим из этого диапазона 5 представителей – людей ростом 10, 15, 20, 25 и 30 люм.

Люди-30 («элита»). Их жизнь поделена между черными, синими, зелеными и желтыми состояниями примерно поровну. Спектр такого человека можно обозначить как (*25–25–25–25*): на каждое из четырех базисных состояний приходится около 25 процентов времени его жизни. До этого уровня дорастают хорошие бизнесмены, менеджеры, лучшие профессора.

Люди-25 («интеллектуалы»). Характерный спектр этой группы – (*25–35–30–10*). Они поднимаются в желтые состояния, на пики профессиональной деятельности: что-то придумать, что-то понять, кого-то в чем-то убедить, но сравнительно ненадолго – часа на два-три в день. Остальное время они делят между более рутинными (зелеными) и бытовыми (синими) пластами психического мира. Четверть жизни у них, как и у элиты, уходит на сон.

В каждом из трех нижних классов четко видны два типажа: те, чья жизнь протекает в близких по яркости состояниях без резких перепадов, и те, чья жизнь наполнена скачками – то он почти животное, то творец.

Люди-20 («продвинутые обыватели»). Это чуть выше среднего роста в современном развитом обществе. Первый тип – «балагур» (*25–50–25–0*); второй – «синий чулок» (*25–60–5–10*). Балагурам желтые состояния недоступны, но зато они проводят много

66

времени в зеленых состояниях. Работники они так себе, но очень любят перекуры. «Синие чулки» поднимаются в желтые состояния, но они гораздо менее социабельны – кроме работы их жизнь протекает в кругу семьи.

Люди-15 («обыватели-низы»). Первый тип – «домработница» (*25–75–0–0*); второй – «выпивоха» (*40–45–15–0*) (в усиленном варианте – «опустившийся художник» (*45–45–0–10*)). У первых вся жизнь протекает в синих состояниях. Вторые за свои подъемы в зеленые состояния (а третьи за взлеты в желтые) платят озверением – в черных (животных) состояниях они проводят немалую часть своей жизни и помимо сна.

Люди-10 («деклассированные», или «полудикари»). Первый тип – «хранительница очага» (*50–50–0–0*); второй – «знахарь» (*60–35–0–5*).

Самое главное

Но самое главное в человеке не рост его души сам по себе. Самое главное – процесс вырастания души. Ее развитие. Самое главное – что человек растет, и темные становятся ярче: многие в старости гораздо выше, чем в молодости. Человек медленно, но поднимается от животных состояний к Небу. Это относится и к отдельным людям, и к человечеству в целом.

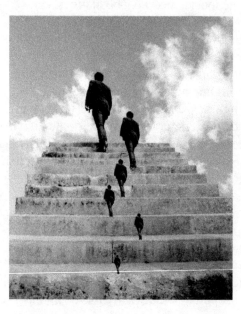

Почему это главное? Потому что это наша природа – развиваться, расти. В этом наша жизнь. Мы не можем не расти (хотя траектории роста у каждого свои и не всегда наше движение поступательно: подъемы могут чередоваться со спусками, скачки – с остановками). И когда на нашем пути – неважно, одного человека или всего человечества – возникают препятствия к росту, мы – и отдельный человек, и всё человечество – такие препятствия сносим и, как трава через асфальт, растем дальше. А когда наш рост приостанавливается, побудительные причины, внутренние или внешние, быстро приводят к его возобновлению.

Пандемия как раз и является такой внешней побудительной причиной.

Уровень духовного развития и состояние духовного развития, звезда души

Психический рост – индикатор уровня развития человека. Повторяющиеся состояния человека становятся устойчивыми чертами его психики – характеристиками интеллекта, эмоциональной жизни, поведения и т.д.. Как таковые они характеризуют и уровень, и состояние духовного развития. Это восемь лучей звезды души (рис.4.1): 1) доброта, или способность любить; 2) тонкость, или сензитивность к красоте (эстетическое развитие); 3) сензитивность к совести, личной и групповой (нравственное развитие); и пять видов интеллекта: 4) знание себя (рефлексивность), 5) знание людей (социальный интеллект), 6) знание профессии (профессионализм, или профессиональный интеллект), 7) знание общества (гражданский, или политический интеллект), 8) знание мира (философский интеллект, или мудрость). Яркость (размер) каждого луча пропорциональна уровню развития соответствующей стороны души.

По каждой из этих размерностей души человек развивается от черной полной неразвитости до полного развития. В ходе этого подъема растет сложность и адекватность представлений человека о мире. Растет сложность задач, которые человек может решать и, соответственно, умений человека воспринимать мир (включая и себя самого, свой внутренний мир) и действовать в мире.

Расширяется «своя зона» мира – то, с чем человек отождествлен и частью чего осознает себя.

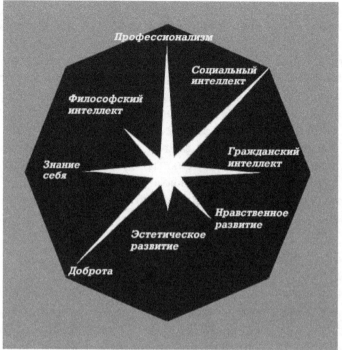

Рис.4.1. Звезда души

Не все эти размерности души независимы. Мудрецы хорошо знают себя, и наоборот – человек, хорошо знающий себя, мудр. Мудрецы не бывают злыми и безнравственными. И так далее.

Не все размерности и элементарны. Например, нравственное развитие определяется остротой нравственного слуха – способностью узнавать предписания, что есть хорошо и должно, поступающие по тому каналу связи с надпсихической реальностью, который мы называем «совесть», и следовать этим предписаниям, а не иным своим мнениям и/или побуждениям (в том числе, и имеющим источником мораль – принятые обществом мнения о хорошем и плохом). Но совесть диктует человеку, и что хорошо/должно для него лично (личная совесть), и что хорошо/должно для сообществ, к которым человек принадлежит, включая такие крупные, как народ (гражданская совесть). Хотя личная совесть и гражданская совесть довольно тесно связаны друг с другом, но тем не менее, говоря строго, умение слышать личную совесть (личная нравственность) не гарантирует умения слышать совесть такого сообщества, как народ, гражданскую нравственность. Верно и обратное. В этой книге, если не оговорено противное, под нравственностью понимается именно гражданская нравственность. Она связана с гражданским интеллектом, но не тождественна ему.

Люди одного психического роста, одного *уровня* духовного развития могут находиться в самых разных *состояниях* духовного развития. И более того, может оказаться, что высокое развитие одной ветви души парализует развитие других.

Самый простой пример – бессовестный и бессердечный профессионал (рис.4.2). Все силы его души вложены в профессию – скажем, в зарабатывание денег, наращивание капитала. Здесь его интеллект развит необычайно хорошо. Но ничего кроме этого своего мира денег любить он не может, уколы совести воспринимает, как комариные укусы, и может даже обращаться к психологам с просьбой избавить его от этих неприятностей. Грубо говоря, звезда его души хотя и яркая, но светит только одним лучом – профессиональным. К слову, этот профессиональный мир может быть и не связан с добыванием денег, а быть, например, математикой или музыкой. Правда, в последнем случае, к профессиональному лучу скорее всего добавится и луч эстетического развития.

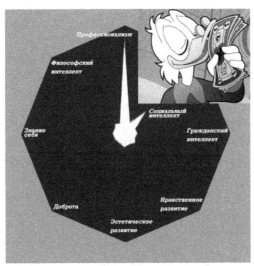

Рис.4.2. Звезда души бессовестного и бессердечного профессионала

Противоположный пример – совестливый дурачок (рис.4.3). Он очень чуток к голосу совести, прекрасно отличает хорошее от плохого. Но когда ему нужно понять, что происходит и как ему действовать, совершенно беспомощен. Луч нравственного развития – яркий, лучи интеллектуального развития самые тусклые. Часто к яркому нравственному лучу добавляется и довольно яркий луч доброты (способности любить).

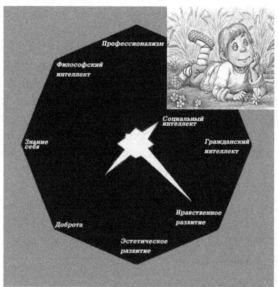

Рис.4.3. Звезда души совестливого дурачка

Для практических нужд, в большинстве практических задач оценивать психический рост, или *уровень* духовного развития можно только в качестве первой, предварительной стадии, за которой должен следовать анализ *состояния* духовного развития. Например, сегодня ни одной страной не правят люди низкого развития, но очень многими странами – люди деформированного, неравномерного развития, своего рода психические инвалиды, одна рука у которых сильная и ловкая, другая атрофирована, а ног нет вовсе. Правят они иногда более-менее эффективно, но всегда плохо. В том смысле, что их правление вытормаживает развитие граждан их стран.

Яркость сообществ

Точно так же, как индивида, можно определять спектр и среднюю яркость любых сообществ: соплеменников, земляков, современников, вплоть до человечества Если при определении средней яркости человека усредняются яркости его состояний, то при определении яркости группы усредняются яркости членов группы.

Так в 2001-м году я оценил яркость взрослого населения пяти знакомых мне стран.

Таблица 4.1.

	10-15 люм	15-20 люм	20-25 люм	25-30 люм	Среднее
РФ	10%	45%	40%	5%	19.5
Китай	10%	70%	15%	5%	18.2
Мексика	15%	65%	15%	5%	18
США	0%	60%	35%	5%	19.8
Египет	20%	70%	10%	0%	17

Яркость вещей

Яркость свечения другого человека мы определяем по тому, в какое состояние его свечение переводит нас самих. Это эффект заражения: видя злого, мы злимся, видя доброго, смягчаемся; высокий человек поднимает нас, а низкий приземляет. Поток ругани яркостью 10 люм легко подхватит интеллигента и обрушит его, скажем, из состояния-40 в состояние, которое будет немногим ярче тех самых 10 люм, когда ему самому захочется материться. (Правда, у человека есть возможность активно сопротивляться как подъему, так и спуску – достаточно небольшого усилия, чтобы не дать матерщине засосать себя.)

Но поднимать и опускать нас могут не только люди, но и созданные ими вещи. Творец передает творению свое свечение, как бы вдувает душу в свое творение: сотворенная им вещь сама начинает светиться и освещать других людей. Яркая вещь делает человека ярче, а тусклая – тусклее: первая поднимает вверх, а вторая утягивает вниз. Так работают сказанные слова, книги, статуи, картины, фильмы, костюмы, мебель, здания, научные и философские теории... Как и яркость человека, яркость вещи определяется яркостью состояния, в которое вещь способна перевести человека.

Конечно, вещь редко может поднять человека выше его зоны обитания. Если первокласснику прочитать учебник для института, он, скорее всего, ничего не поймет. Правда, стремление понять выведет его на верхнюю границу его внутренней жизни, скажем в состояние-25. Но тем не менее учебник, который поднимает студента в состояние-50, поднять туда первоклассника не сможет.

По яркости вещи можно изучать яркость людей – ее творцов и потребителей, даже тех, кто давно умер. Это крайне важно при изучении истории.

В Таблице 4.2 приведены несколько примеров.

Таблица 4.2

Вещь	Яркость (в люмах)
Гамбургер	7
Малогабаритная квартира	12
Средняя газетная статья	17
Пасхальные яйца Фаберже	29
Ноутбук	30
Ньютоновская механика	35
Дарвинизм	40
«Преступление и наказание»	56
«Мастер и Маргарита»	62
«Евгений Онегин»	66
Церковь Покрова на Нерли	69
Евангелие от Иоанна	80

Светящаяся паутина

Состояние сознания – это отражение, или образ мира в данный момент. Такой образ – сеть идей, где каждая идея – это множество вещей мира, связанных между собой некими отношениями . Нити в этой сети горят, как нити в лампе накаливания, как горит в августовском солнце паутина.

Освещает свою паутину человек сознанием. Все мысли человека о мире, все чувства, все осознаваемые дела, намерения и планы, воспоминания и предчувствия – все это нити, горящие в свете сознания. Яркость состояния сознания – это суммарный свет нитей в человеке-лампе. Формально это можно выразить так: яркость состояния сознания определяется его сложностью – количеством осознаваемых связей. В ярких состояниях человек воспринимает мир большим и сложным, в тусклых – маленьким и простым.

Развиваясь, человек становится ярче

Это относится и к отдельным людям, и к человечеству в целом. В этом и заключается существо прогресса – делать человека ярче. То есть – сложнее. Давайте посмотрим, как это происходит в истории, как история растит человека.

Глава 5. Смысл прогресса и пирамида истории

Вид на пирамиду истории сбоку.

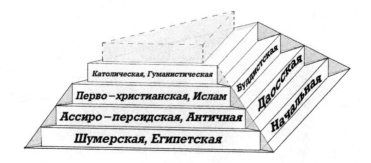

Вид на нее же сверху.

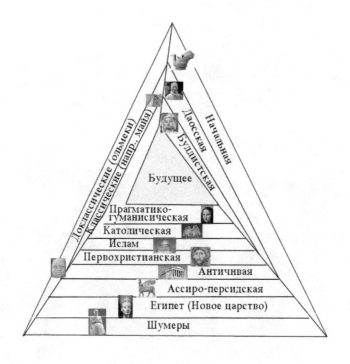

Биография истории – 13 цивилизаций

История человечества распадается на 13 цивилизаций, или метакультур – кластеров, или семейств родственных культур.

Впрочем, «распадается» неточное слово. Потому что цивилизации существуют параллельно. Сегодня только в нашем, Аврамической (исламо-христианской) части мира мы видим зрелую Западную (Прагматико-гуманистическую) цивилизацию, пожилую Католическую, старый Ислам и уже совсем умирающую Перво-христианскую.

Цивилизации живут очень долго – около 2 тысяч лет. А если считать и время их «внутриутробного созревания», то не меньше 3 тысяч. Но период их высшей творческой активности, которая и оправдывает название «цивилизация» – то, что влияет на все человечество и продвигает человечество по пути развития – гораздо короче, около 500 лет. Это молодость цивилизации.

Потом наступает зрелость – время доделывать начатое. А за зрелостью приходит старость, когда творчества больше нет, но есть распространение сделанного по миру, среди народов, отстающих в развитии. Так, например, сегодня Ислам поднимает из дикости многих африканцев.

Но до начала творческого периода, будущая цивилизация долго готовится к своей миссии, созревает. Этот период совмещает в себе черты детства человека и его внутриутробного роста: зародыш цивилизации питается соками взрослых цивилизаций, учится у них и готовится к своей миссии. А потом рождается. Или, если считать тысячелетие созревания детством цивилизации – инициируется, превращается из мальчика в мужа.

Рождаются новые цивилизации примерно раз в 500 лет. Так это видно в нашем, Аврамическом мире. Восточный, Буддистский мир я знаю хуже, и 500-летние ступени здесь мне заметны меньше, я даже не могу утверждать, что они есть. То, что видно отчетливо, – ступени 1000-летние. Хотя, если приглядеться или просто лучше знать историю Китая, время Цинь (200 до н.э) и династия Мин (14 век) могут оказаться не только стадиями, соответственно, даосской и буддистской цивилизаций, но и началами своих собственных цивилизаций. То же относится и к началу династии Джоу по отношению к додаосской цивилизации, которую я назвал Начальной.

Еще более туманная картина с цивилизациями доколумбовой Америки. Строго говоря, мы (здесь уже «мы», а не «я») вообще плохо знаем, сколько их было: то, что известно о доколумбовых культурах, маловато для их группировки в метакультуры, то есть в цивилизации. Поэтому в пирамиде истории по отношению к ним я использую множественное число – «цивилизации», а не «цивилизация». Таких цивилизаций (или групп цивилизаций) отчетливо просматривается две: доклассическая (наиболее впечатляющая в культуре ольмеков) и классическая (с наиболее яркими и лучше всего нам известными культурами майя, ацтеков и инков).

После прибытия европейцев над двумя нижними ступенями в Америке вырастают еще две, но уже не самостоятельные, а продолжения двух аврамических цивилизаций – Католической и современной Прагматико-гуманистической (Западной). Первая из них отчетливо видна в Латинской Америке, вторая наиболее ярко – на севере, в Штатах и Канаде.

Рождение, вспышки

Рождение цивилизации – удивительное время. Впервые внимание на него обратил Л.Н.Гумилев. Над Землей как будто вспыхивает свет, который наполняет создателей новорожденной цивилизации мощнейшим творческим потенциалом. И тогда мы видим такие взлеты-расцветы человеческого духа, как классическую Грецию Платона и Фидия, или первых христиан, или взрыв культуры ислама, или французскую готику, или Возрождение с его гениями – от Данте до Леонардо.

Этот свет (или лучше писать это слово с большой буквы – Свет) разгорается не за год. Вспышке предшествует долгий, до двухсот лет, период всполохов, зарниц, когда будущая вспышка как будто готовит себя. Такими были 14-й и часть 15-го века в Европе по отношению к Прагматико-гуманистической вспышке. Такими были и 9-й и 10-й века по отношению к Католической вспышке – от Карла Великого до романских базилик. Такими были и второй-первый («римские») века до нашей эры по отношению к Перво-христианской вспышке (подробнее в «Свете Жизни»). Их же можно видеть и у всех других вспышек. Мир как бы готовится к своему новому, будущему прыжку, подъему на следующую ступень.

Изготовление человека

Не менее удивительны, чем эти мистические вспышки, разгорающиеся, как я уже сказал, примерно раз в 500 лет, та работа, которую выполняют цивилизации. Работа эта – создание нового человека, с новой психикой, такой, какой не было у его предшественников.

Первым это заметил Шпенглер. Афинянин, современник Платона, совсем не такой, как его соседи – персы или финикийцы. И еще более не такой, как египтяне – и современные ему, и более древние. А христиане, подданные Константина, совсем не такие, как люди эпохи Александра.

Но главное – они не просто не такие. Они выше, их души больше. Переходя на более научный язык, их психика сложнее, когнитивно сложнее. Они видят мир более сложным, видят «больше мира», больше отношений между вещами мира.

Как это происходит? Проще всего это проследить по тому, как меняются математики разных метакультур. (Шпенглер заметил и, во всяком случае, первым четко сформулировал ключевую роль математики для понимания культур.) Математика метакультур первой ступени пирамиды истории (Шумерской и Египетской в Аврамическом мире) – арифметика. Математика метакультур второй ступени (Ассиро-персидской и Античной) – евклидова геометрия. Математика метакультур третьей ступени (Перво-христианской и Ислама) – алгебра. Математика метакультур четвертой ступени (Католической и Прагматико-гуманистической) – математический анализ. Математикой рождающейся метакультуры пятой ступени будет, в частности, дискретный анализ (матлогики, теории информации, множеств, графов, кодирования и т.д).

Похожую динамику мы можем прослеживать и в искусстве: в литературе, в изобразительном искусстве, в музыке и в «сценическом» искусстве. (В отношении последних о некоторых из закончившихся метакультур мы можем судить по фольклору.) «Гамлет» немыслим на античной сцене. Еще менее – «Лебединое озеро». Точно так же нельзя представить вальсирующими героев «Повести временных лет». А современные постановки трагедий Эсхила при более-менее сохраненном тексте не имеют со спектаклями, поставленными при жизни автора, ничего общего, даже когда их играют в тех же античных театрах.

То же и с философией. Аристотель примитивен не только по сравнению с Гегелем, но и по сравнению Дамаскином.

Правда, в отношении философии необходимо заметить, что во все эпохи среди философов были носители эзотерического знания, намного глубже понимавшие мир, не только чем их современники, но и чем далекие потомки: их труды интересны и людям, живущим многие столетию и даже тысячелетия после них. Такие, например, автор «Изумрудной скрижали», Платон, автор евангелия от Иоанна, Иоанн Лествичник, Исаак Сирин...

«Свет Жизни» подробно анализирует эту динамику восхождения по пирамиде истории.

Ступени пирамиды истории (из «Света Жизни»)

Чем выше ранг метакультуры, тем сложнее ее жизнь. Это проявляется во всем – от организации общества до технологий. Все шире становится круг тех, кого люди считают *своими* в противовес «чужим». Все крупнее – задачи, которые решают люди. Все более отвлеченными – понятия, которыми они оперируют. Все более сложной – математика метакультуры. И работают люди со все более искусственными материалами и инструментами. И так далее: жизнь более высоких метакультур сложнее не в каком-то одном, а во всех отношениях. И конечно, чем сложнее становится жизнь, тем сложнее (крупнее, выше, ярче) делаются души людей.

Вспышка, которая создает метакультуру, несет генеральную идею этой метакультуры. Воплощенная генеральная идея – это и есть метакультура. А средоточием метакультуры является ее религия. Религия – это своего рода сгусток генеральной идеи метакультуры, и именно в особенностях религий легче всего заметить, чем метакультуры одного ранга отличаются от метакультур другого ранга. Так характер *пантеона* религии рассказывает нам, как метакультура видит мир, а характер *набожности* – о том, какие задачи, какой приказ, какое предписание как жить несет Вспышка людям созданной ей метакультуры.

Религии разных рангов различаются «этажностью» пантеона и масштабностью набожности. Чем выше ранг религии, тем больше «этажей» в ее пантеоне – грубо говоря, тем выше и могущественнее ее главные боги. Старые боги при этом тоже остаются, но остаются внизу – их статус меняется. Так, лешие, бывшие для древних славян или германцев важными богами, сейчас низведены до положения мелких духов, в которых можно верить (и как не верить сензитивному человеку, чувствующему душу леса), но поклоняться им уже неудобно.

За точку отсчета примем культуры неолита («дикие» культуры-0). На их фоне появляются первые герои Истории – метакультуры шумеров, египтян, китайцев и т.д.

Жизненное пространство людей-0 – одноэтажное: это «природная» жизнь без всяких надстроек сверху. Есть природные вещи с их именами: Солнце, река, камень. Из таких природных вещей, как камень или дерево, человек делает вещи для себя. Пантеон-0 включает духов предков и стихиалии – духов природных явлений, таких, как дождь, и природных объектов, таких, как река. Присутствует в пантеоне-0 и дух всего мира – верховный дух. Набожность-0 – это расположить бога к себе и ни в коем случае не настраивать его против себя. Точно так же, как нужно вести себя со всяким, кто сильнее тебя.

Генеральная идея метакультур-I (в Аврамическом мире шумеры и Египет (Новое Царство; разговор о более раннем Египте выходит за рамки этой книги)) – «социальное расслоение и специализация» – как бы надстраивает над одноэтажной жизнью-0 еще один этаж. Укрупняются сообщества людей – над оседлыми поселениями-0, деревнями появляются государства-I – государства-города, объединения деревень, «деревни 2-го порядка». Правители теперь правят не только теми, кого знают лично, но и теми, кого никогда не видели. В укрупненных сообществах-I есть богатые и бедные. Появляются и профессии: ремесленники, чиновники, воины, купцы, писцы, жрецы. «Двухэтажным» становится и производство. Над материалами-0 – природным сырьем – надстраивается этаж материалов-I: бронза, ткани, доски, кирпичи. Все это делают из природного сырья, но не как конечный продукт, а как искусственное сырье для последующего изготовления конечного продукта. Точно так же и на смену инструментам, сделанным голыми руками, приходят инструменты, сделанные с помощью других инструментов. Соответственно, два этажа видны и в мире профессий: лесорубы и столяры, кожевники и сапожники, рудокопы и металлурги. И конечно, более сложной, а значит, и более яркой становится жизнь людей. Растут аппетиты: не просто наесться, а вкусно поесть; не просто иметь еду, а иметь ее постоянно. Усложняется и мышление: над именами вещей (понятиями-0) появляются имена групп вещей (понятия-I), такие, как «одежда» или «оружие». Все эти новации-I, с точки зрения человека-0, излишества. Для чего это нужно –

воевать, торговать, проводить жизнь в душной мастерской? И сейчас этот вопрос актуален для тех, кто стремится «назад, к природе».

В пантеоне-I появляются духи-боги государств и народов, городов, умерших царей, духи ремесел и т.д.. Это следующий этаж, следующий уровень иерархии. Боги-I – это господа людей. И в отношении к ним вместе с отношением слабого к сильному появляется еще одна модальность – отношение низшего к высшему, чего нет в набожности-0: богов-I обслуживают – украшают, моют и даже кормят. Жрец – это в буквальном смысле раб, то есть слуга бога. Богам-I даже льстят. Ублажают богов-I (как сейчас мы бы сказали, «тешат бесов», причем в буквальном смысле) и совершением особых «божьих дел». Такими делами была храмовая проституция в храмах богов любви в Аврамическом мире или обряды кровопускания в доколумбовой Америке. По меньшей мере одна религия-I – японский синтоизм – сохранилась до нашего времени практически без изменений.

Генеральная идея-II (в Аврамическом мире ассирийцы, персы и классическая Греция, на Востоке даосский Китай, в Америке доколумбова «классика») – «искусственность, культура» – над двухэтажным («варварским») миром-I надстраивает следующий («культурный») этаж: над практическим – теоретическое, над естественной жизнью – красоту, моральность, воспитанность, опрятность. (Соответственно обозначаются и противоположные полюса, неизвестные человеку-0 и почти неизвестные человеку-I: уродливое, аморальное, невоспитанное.) Очередные этажи появляются и в мышлении – понятия-II, «понятия понятий», такие, как красота; и в политическом устройстве мира – «государство государств» (таким был эллинский мир; такой совокупностью удельных княжеств была домонгольская Русь); и в технологии: конечные изделия изготавливают из заготовок – материалов-II, которые делают из материалов-I. (Таблица 5.1 показывает, как все эти линии развиваются дальше: от понятий-II к понятиям-III, а от них к понятиям-IV; от материалов-II к материалам-III, а затем и к материалам-IV и т.д.)

Вместе с новым этажом в жизни-II появляются и новые «излишества». Опрятность, или красивость, или моральность – все это излишества для человека-I. Излишества для него и такие новации жизни-II, как спорт, искусство, философия... В самом деле, зачем тратить жизненные силы на пустые состязания в силе и скорости? Зачем нужны бессмысленные рассуждения или дуракаваляние на сцене?

В пантеоне-II выше отдельных богов появляется над-божественная реальность. У китайцев-II это – дао. У греков – это *боги*, множественное существо, которое главнее богов из пантеона-I: богини любви Афродиты, бога войны Ареса, богини плодородия Деметры, бога торговли Гермеса или бога ремесел Гефеста, главнее даже более характерных именно для метакультур-II и оттого более почитаемых богов искусств и мудрости – Аполлона и Афины, и даже главнее царя богов Зевса. Только *боги* – все боги вместе определяют течение земных дел. А в тех метакультурах-II, которые возникли под влиянием христианства (например, в результате крещения народов-I), над-божественной сущностью становились Христос или Троица. (Для христиан-II они были совсем не тем, чем для христиан-III и христиан-IV.) Новое в набожности-II – это подражание богам: стать как боги, жить божественно – этот лейтмотив ясно звучит и у греков, и у индейцев, и у китайцев.

Генеральная идея-III (в Аврамическом мире первое христианство и ислам, на Востоке буддизм) «Бог, к Богу» надстраивает над «искусственным» миром метакультур-II следующий этаж, и снова по всей широте жизни – от технологии и политики до психологии. Выше умного появляется мудрое, над логикой – интуиция, над красивым – горнее, над гармоничным – изысканное, над правильным – праведное, над душой – дух, над торсом – взгляд, над государством – церковь. Все это тоже излишества, но уже излишества для человека-II. И действительно, что может быть бессмысленнее для эпикурейца, чем умерщвление плоти, а для скептика – чем бесплодные мечтания о Боге? В пантеоне-III выше *богов* появляется новый уровень – Бог. Бог – это Центр Мира, Вершина Мира, Купол Мира. А главное в набожности-III – что эта Вершина не недоступна. В человеке есть Божественное Начало. Богочеловек и Богочеловеческое – квинтэссенция религий-III. Отсюда и их строгая устремленность к Вершине Мира, к Богу. Это Богоцентрированные, Богостремительные метакультуры. В этом отношении стремление в Царство Небесное в Аврамическом мире и стремление к Нирване в Буддистском мире одинаковы.

Генеральная идея-IV (в Аврамическом мире и Америке католическая и прагматико-гуманистическая европейские метакультуры) продолжает то же строительство: над умозрением вырастает исследование, над рассуждением – рефлексия, над уверенностью – сомнение и т.д. И все это тоже излишества для человека-III. Как можно в погоне за мирским забывать о Боге? И для чего истощать душу сомнениями? И не глупо ли стараться проникнуть в Божественные тайны? В мире-III есть Вершина, и эта Вершина – Бог. В мире-IV вершины нет. Этот мир распахнут в Бесконечность. Бесконечность, запредельность, трансцендентность – вот символы мира-IV. Трансцендентный (за-предельный, за-всем) Бог-Абсолют уже не возглавляет пантеон-IV, а находится вне, за пантеоном. Абсолют – это позитив в негативе, положительное в отрицательном. Это не существо, не идея, не что-то знакомое человеку, что можно назвать, но в то же время Это – Все. Если набожность-III – это идти на свет огня, то набожность-IV – это идти на свет звезды, и даже не на свет звезды, потому что у Света нет источника, а на свет Зарева, и даже не столько идти на Свет, сколько стремиться *за* Свет. Устремленность в Бесконечность: бесконечная устремленность и бесконечное расширение. *Дойти до с а м о й сути*. Здесь очень важно – *самой*. Бесконечное овладение, освоение, покорение мира. «Въедание» в мир. Но и это не позитивное определение. Не столько идти к Свету, сколько нести Свет. Люди-IV – светоносцы. Поэтому-то они и начинались как крестоносцы. Они центробежно расширяют Центр, а не центростремительно рвутся к нему, как люди-Ш. Отсюда их миссионерство, самораспространение на все человечество. Люди-IV – слуги Абсолюта, но, конечно, не в том смысле, в каком обслуживали жрецы богов религий-I, а в том смысле, что люди-IV несут Волю Абсолюта, являются Его руками. Конечно, не руками, а только руками рук рук... рук Абсолюта.

Итак, четыре этажа все более и более сложной жизни. И чем сложнее, тем ярче становилась эта жизнь. Ярче *пики* метакультуры – те заоблачные высоты, которых достигают в своих самых ярких произведениях гении метакультуры. И ярче созданные метакультурой люди. Об этом можно судить и косвенно – по яркости самых совершенных вещей, производство которых освоено данной метакультурой, и непосредственно измеряя спектры и средний рост наших современников – людей глубоких сумерек метакультур-III и людей предзакатного времени метакультуры-IV.

Ярче становится их *знаемая зона* – потолковые переживания обывателей и самые высокие из тех переживаний элиты, которые вносят вклад в средний рост (то есть «арифметически» значимы). Другими словами – яркость 5 процентов самых ярких переживаний сообщества, за исключением ярчайших, о которых можно судить по пикам метакультуры.

Таблица 5.1. Пять «этажей» истории

Культура-I («варвары»)	Культура-II («искусственность»)	Культура-III («Бог»)	Культура-IV («запредельность»)
	{«фон» – культура-0, «дикость»}		
Пики			
самые яркие гимны Месопотамии и скульптуры Мезоамерики (до 55 люм)	«Пир», «Тимей» Платона, «Дао дэ цзин» (до 65 люм)	евангелия, Коран, буддистская скульптура (до 75—80 люм)	Нотр-Дам де Пари, «Джоконда», «Сикстинская Мадонна» (до 85—90 люм)
	{Ритуальное «искусство» аборигенов Австралии (до 20 люм)}		
Понятия			
имена классов вещей: «одежда», «оружие»	«прекрасное», «ум», «тело», «добродетель»	«счастье», «Царство Небесное», «зло»	«Абсолютный Дух», «воля»
	{Имена конкретных вещей: «дом», «плуг»}		
Математика			
число-мера – 5 метров, 5 штук	число «само по себе» – «просто» 5	неизвестное число – x	изменчивое число, число-связь – f(x)
	{Математики-0 неизвестны}		
Изобразительное искусство			
схематичный узор	простая гармония	витиеватость	симфоничность
	{Нефункционального искусства-0 нет}		
Самые яркие вещи из производимых массово			
бронза Шан и Джоу, лучшие минойские вещи, микенские доспехи (до 15 люм)	краснофигурная керамика, римское стекло (до 20 люм)	персидские ковры, китайский фарфор (до 25 люм)	железная дорога (до 30 люм)
	{Бумеранг (до 10 люм)}		
Используемые для производства «материалы»			
кирпич, бронза	гвоздь, каменный блок с пазами	винт, шестерня	паровой котел
	{Необработанные камень, дерево, глина}		
«Свои»			
тысячи горожан, подданные одного царя; чужие – жители других городов-царств	сотни тысяч культурных людей любой этнической принадлежности; чужие – «варвары»	десятки миллионов верующих, Божьих людей; чужие – неверующие, неверные	миллиарды «расширяющейся конфессии»; чужих нет: чужие – потенциально «свои», будущие «свои»
	{Родственники, большая семья}		

СПЕКТР

Знаемая зона			
торговля на рынке (20–30 люм)	греческие симпозиумы (30–40 люм)	чайная церемония (40–50 люм)	«элитное» кино (50–60 люм)
	{Ритуальные танцы (15–20 люм)}		
Освоенная зона			
выпечка хлеба (до 15 люм)	стрижка ногтей (до 20 люм)	посещение чайханы (до 30 люм)	вылазки на природу (до 40 люм)
	{Пахать землю (до 10 люм)}		
Средний рост			
около 10 люм	12–13 люм	15–16 люм	19–20 люм
	{Около 8 люм}		

Суть прогресса

В этом и состоит прогресс: он делает более сложного человека, и в этом смысле – лучшего человека. Всё остальное – развитие техники, развитие производственных и общественных отношений и т.д. – всё это производно: более высокому человеку нужно другое общество, другая техника, другие отношения...

Но дело, естественно, не ограничивается когнитивной сложностью. Делаясь сложнее, человек делается и мудрее, и добрее, и совестливее. Хотя это и не всегда происходит автоматически (мы видим много изуверств, недоступных нашим предкам просто в силу примитивности как их душ, так и их техники), но тенденция именно такая. При всех временных отступлениях развитие, рост души совершенствует человека. Более того – это единственное возможное совершенствование.

Разные поклонники «святой простоты» не понимали, что сама по себе простота святой не бывает. Святой она становится только побывав перед этим сложной – когда душа переработала свой самый разнообразный опыт в немногие смыслы и научилась извлекать эти смыслы как бы автоматически, не прибегая к помощи сложных умопостроений.

Кризис

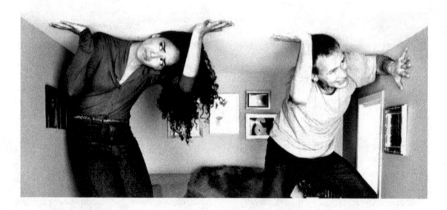

И всполохи, и вспышка являются ответом на кризис. Старая цивилизация исчерпывает свой творческий и развивающий человечество потенциал, а духовным лидерам человечества нужно развиваться дальше, чтобы вести за собой растянувшийся (в духовном измерении) человеческий караван. Имеющиеся цивилизационные, культурные формы это развитие сдерживают. В этом и проявляется кризис. Лидерам человечества в рамках еще недавно просторной для них культуры больше не хватает воздуха. И они ломают эти рамки.

Вот мы и подошли к самому главному. Предыдущая Вспышка, принесшая нам современную Западную цивилизацию, – это 15-16 века, хотя ее первые всполохи (Данте и Джотто) разгорелись лет на 150-200 лет раньше. А это значит, что сегодня нам нужно ждать новую Вспышку.

И мы видим, как она и в самом деле разгорается.

Почему? Что мы видим?

Кризис Прагматико-гуманистической цивилизации наметился почти сразу за ее триумфом в конце 18-го – начале 19-го веков. Проявлялся и проявляется он по-разному.

Например, оказалось, что с изгнанием бога из философии жизнь потеряла смысл, а мораль – фундамент. Если бога нет и посмертия нет, то для чего жить? И если бога нет, то всё позволено. Тогда зачем себя ограничивать? Об этом заговорили философы и писатели. Но ответа не находили.

Однако всполохи грядущей вспышки проявляли себя и в безуспешных попытках найти ответ на правильно поставленные вопросы. Кьеркегор, Ницше, Достоевский – все они стали предвозвестниками, хотя многие из их прозрений без правильного понимания обернулись страшными преступлениями.

Но открылось и другое – свободный и наделенный правами человек обнаружил себя крайне стесненным в своем праве развиваться. Чтобы учиться, нужны деньги. А они оказались далеко не у всех. Чтобы реализовывать себя, нужна поддержка общества. А ее получали далеко не все. А тем, кому удалось ее получить, обычно приходилось буквально выгрызать эту поддержку зубами. Нужна была железная воля. А люди с волей менее твердой в своем большинстве просто оказывались лишены возможности самореализации и были вынуждены ограничить свои жизни добыванием средств для физического выживания. Чтобы добыть эти средства, им приходилось (и приходится) встраивать себя зубчиком, винтиком или шестеренкой в огромную социальную машину.

Ни социалистический, западноевропейский, ни коммунистический, советский и китайский ответы на эти вызовы проблем не решали, коммунистический – часто даже усугублял их остроту. Справедливости ради надо сказать, правда, что коммунисты иногда довольно близко подходили к правильному решению, но никогда не могли сделать последний шаг – *свободное* развитие противно природе коммунизма, каким он реализовывал мечту основоположников.

Всполохи

Но тем не менее, история коммунизма стала историей всполохов новой вспышки. Неудачное решение задачи всё равно решение. И при правильном к нему отношении позволяет найти правильное решение. Но конечно – только при тщательно проведенной работе над ошибками.

Всполохом стала и идея сверхчеловека – идеала и даже цели духовного развития. Но и она, пройдя через души низких людей, приобрела страшный вид, как, впрочем, всё, что проходит через низкую душу.

Разговор о всех всполохах был бы слишком долгим. Потому что едва ли не любые новации в современном мире являются такими всполохами – попытками откликнуться на вызовы времени. Удачными эти попытки оказываются нечасто и удачными в основном инструментально: человечество получает новые инструменты для будущей жизни, но использовать эти инструменты пока только учится. Прежде всего это относится, конечно, к информационным технологиям: интернету, мобильным устройствам, криптовалютам и т.д..

В области же идей положение похуже, хотя и здесь всё, что связано с нью-эйдж, готовит наше будущее – и в смысле понимания мира, и в смысле понимания, как в этом мире жить.

Сопротивление и кнут

Но время перехода всегда не простое время. Старое не хочет уходить. И по-своему оно право – его работа пока не доделана. А двигаться вперед все равно необходимо, жить в старых формах авангард человечества уже не может. Но – только авангард. А тем, кто пониже, вполне уютно жить так, как они живут. И они совсем не хотят чего бы то ни было нового. Ну, в лучшем случае – новые игрушки, новые забавы. Но в главном пусть всё остается, как есть.

Такова естественная психология почивающих на лаврах бывших исторических победителей, еще не понимающих, что они – бывшие. Так католики когда-то сопротивлялись появлению гуманистов-реформаторов, а люди античности – только что родившемуся христианству.

Вот тогда-то и раздается щелчок кнута: внешние катаклизмы – войны, эпидемии или природные катастрофы – заставляют человечество устремляться на следующую ступень. Пандемия – как раз один из таких щелчков. Наряду с экономическими кризисами и страшными войнами 20-го века.

Часть третья. Новая жизнь: принципы, технологии, как растить

Глава 6. Принципы

Ценности те же, иерархия ценностей – другая

Новая цивилизация будет отличаться от предшественниц не тем, что ее люди развиваются, любая цивилизация развивает людей. Главное отличие коншинизма-каритизма в том, что люди будут ценить развитие выше всего и развиваться будут **сознательно**. Все остальные ценности будут подчинены развитию: не комфорт, а уровень комфорта, необходимый для развития; не деньги, а деньги, необходимые для развития; не свобода, а свобода развиваться; не социальное положение, а социальное положение, позволяющее развиваться.

И всё это и по отношению к собственному развитию, и по отношению к развитию людей, которым ты помогаешь развиваться и в этом смысле за которых ты отвечаешь. Мне нужно стать начальником, чтобы реализовать свой внутренний потенциал и помочь другим людям реализовать их внутренний потенциал.

Как развиваться сознательно? Учиться. Реализовывать себя, свою идею. Осмыслять прожитое и сделанное.

Ну, хорошо. А если кто-то не захочет? Не захочет развиваться.

Не хотеть он может сколько угодно. Но не развиваться не может. Если он живет, то развивается. Жизнь и развитие – синонимы. Другое дело – кто-то может не замечать своего развития. Это сплошь и рядом. Сплошь и рядом **сегодня**. Но в будущей цивилизации таких незамечающих будет столько же, сколько сегодня полагающих, что Земля стоит на слонах, а те – на черепахе. В том-то и дело, что при коншинизме подавляющее большинство будет хотеть. Собственно, тогда-то коншинизм и наступит как цивилизация – когда все будут хотеть развиваться сознательно.

Не идеальное общество, а оптимально развивающееся

Чтобы решать задачу, ее нужно правильно поставить. Так вот, правильная постановка нашей задачи – это не расписать в деталях, каким будет коншинизм-каритизм, не придумать его идеальные законы и процедуры. То, что сегодня оптимально, завтра безнадежно устаревает. Поэтому задача – определить общие принципы, которые будут постоянно наполняться новым содержанием, в том числе – содержанием законов и процедур.

В некотором смысле здесь цель – ничто, а движение – всё. Потому что цель, если формулировать ее как «Создать идеальное общество», недостижима, как любой идеал, на то он и идеал. Сама по себе такая цель – мечта, эфемерность. И думать о такой цели можно только в строго определенном контексте: насколько мы движемся *к* ней или *от* нее. Практическая задача в каждый момент – *прокладывание путей*, которые ведут к цели. Другими словами, наша настоящая цель – это не *состояние*, а правильно организ**уем**ый *процесс*. Коншинизм – это движение: паровоз, который летит вперед, но не останавливается. Ни в коммуне, ни где бы то ни было еще.

Принципы коншинизма-каритизма

Основа основ – осознанное развитие.

Инструмент определения направления развития – совесть (индивидуальная и групповая).

Цель – создание лучших условий для развития каждого человека (образования, самореализации и осмысления прожитого), и таким образом – для развития всего общества.

Социальная система: солидарное общество – большая семья, где каждый гражданин с момента рождения до момента смерти окружен заботой общества.

90

Главные приоритеты социальной политики - развитие людей и развитие культуры (искусства, науки, образования). Это включает:

1) хорошее и общедоступное образование;

2) возможности для постоянного самообучения и саморазвития;

3) любовную и уважительную психологическую атмосферу;

4) поддержку общественно полезного творчества;

5) создание условий для полнокровной жизни стариков;

6) экологически чистую среду, включая экологически чистую еду;

7) мудрую, эффективную и общедоступную медицину.

Главный принцип политической системы – объем и характер социальных полномочий определяется уровнем и состоянием развития человека: правят лучшие, участвуют в управлении все, но каждый – в меру своей готовности.

Главный принцип экономики – свободная и безопасная экономическая деятельность, цель которой – обеспечить каждого всем необходимым для развития.

Роль государства в экономике – представлять общество в общественном договоре с бизнесом. В том числе:

1) обеспечивать безопасности бизнеса;

2) контролировать выполнение бизнесом условий общественного договора;

3) определять и поддерживать приоритетные направления экономики;

4) ограничивать вредную экономическую деятельность.

Межэтнические отношения. Люди с разными этническими корнями по мере расширения своего сознания переходят от отождествления себя со своей узкой этнической общностью к отождествлению себя с общностями более крупными, такими как суперэтносы (сверхнароды) и даже всё человечество как целое. «Я татарин» превращается в «Я русский», а потом в «Я – человек». А «Я русский, а не узбек» превращается в «Мы с узбеком – русские».

Международные отношения. Внешняя политика – эта политика любви: помощи другим странам и народам в развитии.

Ее идеал и отдаленная цель – единое человеческое общежитие: от государства-семьи к человечеству-семье.

Производство и потребление

Главный принцип экономики коншинизма – совмещение «капиталистического», то есть свободного, хотя и с некоторыми ограничениями, производства и «социалистического», то есть сравнительно выравненного, хотя и не «по труду», потребления.

Свободное производство

Каждый волен производить всё, что угодно – любые товары и услуги. Единственное условие – чтобы его продукция не растлевала людей, не вела к духовной деградации потребителей и, что не менее важно, производителей.

Как провести границу между вредным и невредным? Иногда это просто. Иногда это **очень** трудная задача, которая под силу только настоящим мудрецам. Общество должно защищать себя от того, что представляет угрозу. Но как? Какие формы этой защиты?

Прежде всего, необходимо перейти от запретов к подбору подходящей группы потребителей: отделить тех, кому данная продукция вредна, от тех, кому она полезна (или хотя бы не вредна). Как это делать? На этот вопрос нет универсального ответа. Но, как и во всех случаях, когда нужно решить трудную задачу, главный принцип здесь тот же – делегировать решение самым мудрым.

На практике запрет на растление должен привести к сокращению и существенной коррекции индустрии развлечений, услуг по удовлетворению нижних потребностей (агрессии, алчности, тщеславия и т.п.), индустрии роскоши... Упадок соответствующих отраслей экономики будет скомпенсирован развитием сфер образования, психологической работы, культурного производства...

Но главное отличие коншинистического производства не в этих ограничениях. Сам характер труда при коншинизме другой. Работающий человек перестает быть шестеренкой производственного механизма – труд становится инструментом развития работника.

Как это достигается? Во вторую очередь – машинизацией и роботизацией. В первую – изменение смысла работы. Даже очень рутинная работа может иметь смысл тренировки определенных личностных качеств: силы, ловкости, терпения, воли и т.д.. Но мало того, очень рутинная работа может иметь высокий смысл: одно дело – просто махать метлой, другое – очищать планету.

Разумное потребление

Что касается «социалистического» распределения, то должны быть установлены пороги личного потребления. Это могут быть довольно высокие пороги, скажем, порядка нескольких миллионов долларов на небольшую семью. Но они не должны быть сверхвысокими, кроме особых случаев. Стометровые яхты, дворцы, золотые унитазы и прочие груды золота должны быть исключены. Как и нахождение сверхбогатств в личном пользовании, неважно на личном счете, или на офшорном счете компании, или на трастовом счете, или в каких-то иных активах – недвижимости, акциях, криптовалюте и т.д..

Вместе с роскошью под запрет при коншинизме попадает и нищета. Не будет не только золотых унитазов, но и сортиров на дворе: у каждого будет всё для достойной жизни. Запрет сверхпотребления и запрет недопотребления – стороны одной медали: первый позволяет обеспечить необходимым (например, обычным фаянсовым унитазом) всех, кто в этом нуждается.

Технически это достигается через устройство иерархической системы огромного количества фондов, создаваемых и предпринимателями, и самим государством.

Такое распределение «социалистическое» в том смысле, что гарантирует каждому кусок пирога, достаточный для достойной жизни. «Социалистическое» оно и в том, что исключает сверхпотребление.

Но оно в значительной степени *децентрализовано* и в этом смысле не социалистическое. И оно не привязано к общественной полезности, к *«каждому по труду»*, к количеству накопленных человеком денег, и в этом смысле оно тоже не социалистическое.

Общественное и государственное устройство

Сотовая структура большой семьи

Общество состоит из ячеек. Каждая ячейка, кроме самых маленьких, состоит из ячеек помельче, а сама входит в одну или

93

несколько ячеек покрупнее. Общество в целом – самая большая ячейка; отдельный человек – самая маленькая. У каждой ячейки есть свои ресурсы (фонды, имущество, деньги), которыми распоряжается один или несколько руководителей ячейки. При нехватке собственных ресурсов ячейка обращается за помощью к более крупной ячейке, частью которой она является. Иерархическая система фондов привязана к сотовой структуре общества: у каждой ячейки, большой или малой, есть свой фонд.

Распоряжение ресурсами и размер души

Центральное понятие в архитектуре общественного устройства коншинизма – размер души (психический рост, яркость) человека, а более точно – уровень и состояние развития человека.

Главный принцип политического устройства – объем полномочий человека определяется размером его души, а характер этих полномочий – состоянием развития души. У хитрых, злобных, бессовестных карликов полномочий очень мало, у мудрых (а значит, и добрых, и совестливых) гигантов – много.

Центральный момент в функционировании такого общества – это постоянная оценка размера (и формы) души. Это относится ко всем людям, но особенно важно по отношению к начальству – людям с большими полномочиями, причем, чем больше полномочия, тем важнее.

Звезда души и управленческие функции

То, какие стороны души развиты у человека сильнее, определяет его управленческие функции: кто он – комиссар, стратег, штабист, командир или контролер.

Мудрецы (глубокое знание мира и глубокое знание общества) – стратеги: заняты стратегическим планированием и экспертной оценкой поступающих предложений. Их работу контролируют люди добра и люди совести. Впрочем, настоящие мудрецы и сами не бывают ни злыми, ни бессовестными.

Люди совести не только контролируют, но и сами работают как стратеги – задают направления развития, и в этом качестве являются комиссарами. Но, естественно, контроль предполагает и развитую мудрость, и профессионализм-компетентность, и знание людей, и резистентность по отношению к попыткам манипулирования. Попытки такие неизбежны: профессионалы любят манипулировать мечтателями и простодушными добряками.

Высокие профессионалы – штабисты. Они занимаются тактической проработкой и реализацией идей стратегов. В последнем им помогают знатоки людей (люди с высоким социальным интеллектом). Работают штабисты по заданию и под контролем стратегов.

Люди добра и люди совести, а иногда и люди искусства, люди с высоким эстетическим развитием («эстеты»), тоже контролируют работу штабистов, следят за тем, чтобы эффективные решения не оказались вредными для общества в том или ином смысле.

Знатоки людей – командиры: исполнители замыслов стратегов и штабистов. Они организуют рабочие команды. Их контролируют все: стратеги – на предмет соответствия решения замыслу; штабисты – на предмет соответствия решения плану; люди добра, люди совести и «эстеты» – на предмет соответствия критериям, к которым они особенно чувствительны.

Люди совести, люди, чуткие к голосу совести, с одной стороны, осуществляют контроль и ветируют проекты, которые идут против совести, а с другой, задают направления развития общества – *что* (но не *как*) нужно сделать.

Люди доброты, добрые люди, люди любви контролируют, насколько проекты не ущемляют интересы слабых.

«Эстеты» осуществляют эстетическую цензуру, защищают общество от пошлости, безвкусицы.

И, естественно, все яркие люди *учат* тому, в чем они ярки сами – помогают развивать соответствующую сторону души. Это, прежде всего относится к «эстетам», помогающим развиваться эстетически, а также к «знатокам себя», или «психологам», которые учат других самопознанию, человекознанию. Впрочем, как я уже говорил, знание себя редко бывает единственным ярким лучом звезды души. Хорошо знающий себя человек знает мир и умеет слушать совесть,

Органы управления обществом и сообществами

Общество – это множество сообществ. Больших и малых. Семья – из самых мелких сообществ. Из крупных – партии, коллеги, единомышленники... Промежуточные по размеру – рабочие коллективы, соседи по дому, круги общения, клубы по

95

интересам и т.д.. Эти сообщества могут быть организованными и стихийными, формальными и неоформленными, занимающимися или не занимающимися общей деятельностью. Те сообщества, которые занимаются общей целенаправленной деятельностью, должны эту деятельность организовывать. Для этого им нужны ресурсы и организаторы, которые среди прочих своих обязанностей распоряжаются этими ресурсами. Это, естественно, относится и к обществу в целом.

Центральный вопрос – об органах управления обществом в целом. Этот орган, назову его высшим советом, должен быть сформирован из людей с самыми большими душами. В идеале эти души должны быть настолько большими, чтобы члены высшего совета были во всем друг с другом согласны и все решения принимали единогласно. Такую систему управления можно назвать **пол**архией (от πολύς (полис, «много») + ἀρχή (архи, «власть»)). В отличие от **мон**архии (от μόνος (монос, «один») + ἀρχή (архи, «власть»)), где властитель один, полархов нужно, минимум, два, чтобы они согласовывали свои решения, убеждаясь тем самым, что решения эти правильны.

Но это идеал. В реальности людей с такими большими душами в обществе может и не оказаться (сегодня в хорошо известных мне странах их точно нет). И тогда приходится выбирать из того, что есть, из людей с душами *сравнительно* большими. Формируя из них более-менее работоспособные команды. Такой высший совет – аналог современных парламентов из нескольких десятков-сотен человек.

В нем должны быть представлены профессионалы от различных профессиональных групп, а также люди совести (секция совести), люди добра (секция любви), люди высокого эстетического развития (секция эстетики) и самые мудрые из имеющихся в наличии в понимании истории и страны – ее судьбы, интересов и т.д..

Но и здесь нас поджидает та же проблема, что и с полархией. Я провел недавно такой умозрительный эксперимент: попытался «поназначать» по своему разумению в такой «парламент» (РФ) депутатов. Сначала – живых, а потом – и усопших. И не смог. Добрые есть. Совестливых, которые не подменяют совесть моралью, уже гораздо меньше. Не слишком хорошо даже с «эстетами». С профессионалами во многих областях (если не в большинстве) зияют прорехи. А вот с мудрецами – совсем никуда. Нет их. Так что здесь проблема не только в том, чтобы делегировать полномочия, сколько в том, чтобы было, кому их делегировать.

Глава 7. Социальные технологии

Как оценивать размер и форму души

На каких принципах может быть основана оценка размера и формы души? Таких принципов два.

Первый – самооценка. Она построена, главным образом, на том, как душа резонирует с высоким – с мудрыми мыслями, с высоким искусством...

Но этот принцип работает только для оценки людей, очень высоких и потому честных и смелых по отношению к себе и другим. Нетрудно разработать методику измерения статуса развития. Но трудно сделать ее устойчивой по отношению к сознательным искажениям, когда человек врет, чтобы поднять свой социальный статус. Поэтому практическая ценность подобных методов очень ограничена.

Второй принцип обобщает и развивает идеи социометрии. Ранг выраженности той или иной особенности души человека А. определяется как увеличенный на единицу ранг выраженности этой особенности человека Б., который объявил, что А. в измеряемом отношении выше его. Например, если у Б. ранг честности – 5, и Б. говорит «А. честнее меня», то ранг честности А. становится 6.

Процесс оценки может быть организован, например, так.

Сначала всем присваивается ранг 0, скажем, мудрости.

Затем каждому предлагается назвать от одного до пяти человек, которые мудрее его.

Названные получают ранг мудрости 1.

А названные ими – ранг мудрости 2. И так далее.

При этом, естественно, исключаются все случаи, когда прямо или косвенно «кукушка хвалит петуха за то, что хвалит он кукушку» (говоря формально на языке математической теории графов, исключаются все циклы в социометрическом ориентированном графе).

Пример

Пусть из четырех девушек, которых зовут Вера, Надя, Люба и Соня, нужно выбрать самую добрую.

Каждую спрашивают: «Какие девушки добрее тебя?».

Предположим, они отвечают так:

Вера – «Добрее меня Надя, Люба и Соня. Я самая злая.»
Надя – «Добрее меня Люба.»
Люба – «Добрее меня нет.»
Соня – «Добрее меня Вера и Люба.»

В виде таблицы (матрицы) их ответы можно представить так:

	Вера	Надя	Люба	Соня
Вера	███	1	1	1
Надя		███	1	
Люба			███	
Соня	1		1	███

Если одна девушка считает, что другая ее добрее, то ставим 1 на пересечении ряда первой девушки (ставящей оценку) с колонкой второй (получающей оценку).

В виде ориентированного графа эти ответы можно представить так.

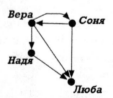

Выделяем в этом графе циклы «кукушка-петух». Такой цикл в нашем случае один (он выделен жирным).

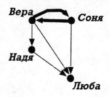

Теперь все голоса (ребра графа), входящие в циклы, из графа удаляем. Получаем очищенный граф голосования:

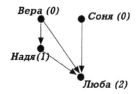

Вера и Соня, у которых нет ни одного «очищенного голоса», присваиваем ранг доброты 0 (ноль). Наде, у которой есть очищенный голос Веры, присваиваем ранг доброты на единицу больше ранга доброты Веры, то есть 1. А Любе, у которой есть 3 очищенных голоса (Веры, ранг доброты 0; Сони, ранг доброты 0, и Нади, ранг доброты 1), присваиваем ранг доброты на 1 больше максимального ранга доброты голосовавших за нее, то есть на 1 больше ранга доброты Нади. Таким образом, ранг доброты Любы 1+1=2.

Защита от накруток

Это только один пример. Социометрический принцип может быть реализован бесчисленным количеством способов: разного рода выборами (как в нашем примере), разного рода кооптированием (как это происходит, например, при защите диссертации, когда ученый совет признает соискателя ученым) и разного рода сочетаниями разных выборов и разных кооптирований.

Но ни один из этих способов не может дать полную защиту от сознательной фальсификации. Формальные методы вообще не могут обеспечивать такую защиту. Так что здесь нас ждет постоянный поиск и постоянная работа по совершенствованию процедуры, детали которой, естественно, сейчас невозможно предсказать.

Но с той или иной степенью точности задача решается. Особенно – при понимании того, что процедура должна быть гибкой и постоянно совершенствоваться. В конце концов, у нас нет особо острых проблем с оценкой профессионального развития, например, ученых. Или даже – художников. Мы знаем, что этот – большой ученый, а этот просто безграмотен.

Конечно, и здесь нередки сбои, но в целом система более-менее работает. Даже в ее современном виде. И у нас есть много возможностей совершенствовать ее. Только мы мало эти возможности используем. Чтобы не посягать на рейтинги «мэтров», которые очень не любят таких посягательств. В будущем обществе придется посягать. А мэтрам, чтобы остаться мэтрами, придется эти посягательства полюбить.

Один из важнейших элементов такой системы, необходимый для того, чтобы сделать ее работоспособной, – периодические «публичные покаяния». Они должны быть тем чаще и тем глубже, чем ярче в звезде души человека луч нравственного развития.

Луч нравственного развития (острота нравственного слуха и доминирование совести над конкурирующими мотивами) при недостаточно высоком уровне развития может становиться то ярче, то тусклее: человек может как прогрессировать в нравственном развитии, так и регрессировать. Регресс здесь часто обходится обществу очень дорого.

Другой важный элемент системы – суды правды, которые независимо оценивают поступки людей и ранги их нравственных качеств. Эти суды руководствуются не законами, а мудростью судей, следуя при этом процедурам, схожим с описанными в процессуальных кодексах. Решение суда состоит в подтверждении или изменении статуса духовного развития участников процесса, например, в присвоении более высокого ранга мудрости или, наоборот, в снижении ранга совестливости. Последнее – очень болезненное наказание за нечестность.

Гарантированный доход и деньги

Кто ж тогда работать будет, или конец работорговли

Человек всегда продавал свой труд, чтобы выжить. Кто не работает, тот не ест. Хочешь есть (жить) – работай. Какую работу работать? Ту, на которую есть спрос. Это в рыночном обществе. В дорыночных было еще хуже. В социалистическом стало чуть лучше.

В самом по себе требовании работать нет ничего плохого. Если только в этой работе человек реализует себя, свою идею, свое предназначение. То есть, если работа развивает человека. До недавнего времени, а на огромных территориях и сейчас, это совсем не так. Если не для всех, то для очень многих людей. Тупая, «конвейерная» работа, ничего не дающая ни уму, ни сердцу, разве что – кошельку и желудку. При коншинизме такой не будет.

А как будет? Ведь человечеству в самом деле нужно работать, чтобы жить. Изменятся три вещи.

Первая (по порядку, но не по значимости), она происходит уже – машинизация, роботизация.

Вторая – сокращение ненужной работы. Сегодня огромное количество усилий, особенно в сфере услуг, но и в производстве тоже, тратится на то, что никому не помогает, а многим и мешает развиваться. Взять хоть индустрию развлечений, которая очень часто становится производством нехимических наркотиков. Или индустрию информации – фабрики лжи.

Современный человек в развитом обществе окружен людьми, навязывающими ему свои товары/услуги, которые человеку совсем ни для чего не нужны, но которые люди, еще не умеющие отличать нужное от ненужного, покупают. Правда, уже сегодня есть элементы защиты детей от такого навязывания. Но ребенок или не ребенок, и в таких вопросах особенно, определяется не датой рождения и не размером обуви, а уровнем развития: 70-летние дети (в интеллектуальном, эмоциональном или ином развитии) не редкость.

Чтобы защитить таких «детей» от ненужного и/или вредного, необходимы специальные усилия. Но это – тонкая работа. Коммунисты пытались делать ее топорно (как и всё, что они делали), в результате чего даже студенты были лишены доступа в крупные библиотеки. Обычное коммунистическое «заставь дурака богу молиться». Но между глупой защитой и отсутствием какой бы то ни было защиты, что так же является глупостью, есть миллионы потенциальных возможностей, еще не придуманных. Их нужно придумывать и опробовать, а лучшие из них реализовывать.

И наконец, третья вещь, о которой я уже говорил. Необходимо менять смысл работы. Одному и тому же занятию можно придавать совершенно разный смысл. И этот смысл будет менять и отношение к «неинтересной» работе, и ее психологические «плоды»: то, что при одном отношении кончается лишь усталостью и раздражением, при другом отношении может стать духовной трансформацией.

Эта третья вещь требует изменения не самой работы, а работника – ему требуется дополнить внешнюю работу, которую он делает для других, внутренней работой, которую он делает для себя. Нужно только научить людей со школы заниматься этой внутренней работой.

Не слишком просто, но не сложнее, чем обучение любому другому школьному предмету. Результатом этого обучения станет понимание, что все работы хороши, если только правильно к ним относиться. А какая нужна сейчас тебе, определяется исключительно состоянием твоего внутреннего развития. Кому-то хорошо полоть грядки, кому-то – составлять ведомости. Кому-то – управлять нефтепромыслом.

Деньги коншинизма

Новому обществу понадобятся новые деньги. Или точнее – несколько видов денег: деньги для потребления, деньги для бизнеса, деньги для самореализации и репутационные деньги.

Накапливать можно только последние. Происходит такое накопление одновременно с развитием души: репутационные деньги – мера не имущественного богатства, а богатства (размера) души. В некотором смысле, эти деньги – те евангельские сокровища на небе, которые Иисус велел собирать вместо сокровищ на земле.

А имущественно богаты при коншинизме все одинаково: у каждого есть всё, что ему нужно для развития.

Я назвал такую монетарную систему ДОБРО («Да – Остановить Бедность и Развиваться Осознанно»).

Создавать и обкатывать ДОБРО можно уже сегодня. Для этого нужно только желание.

Функции денег при коншинизме

1) Обеспечивать каждого необходимым для его развития, в частности, средствами удовлетворения жизненных потребностей, включая потребности в образовании и творчестве.

2) Поддерживать индивидуальное и групповое творчество.

3) Отражать богатство души и таким образом обеспечивать поддержание объема полномочий людей и организаций пропорциональным их репутации, а репутацию человека – пропорциональной размеру его души.

Параметры системы ДОБРО

1) 4 вида репутации:

    а) вклад в развитие ДОБРО,
    б) щедрость,
    в) честность,
    г) мудрость.

2) 5 видов денег:

    а) краткосрочные потребительские (2 валюты),
    б) долгосрочные потребительские (2 валюты),
    в) валюта поддержки творчества,
    г) валюта расчетов между бизнесами,
    д) репутационные (4 валюты).

3) В блокчейновой версии транзакции подтверждаются контролером с высокой репутацией.

4) Общее количество денег ограничено тем, что они имеют ограниченный срок хождения (кроме репутационных валют).

Номенклатура и названия денег

I. Потребительские валюты (4 вида)

I.1. *Денрупь* – повседневные траты, например, продукты. Счет денрупей пополняется ежемесячно так, чтобы на первое число каждого месяца там была постоянная сумма.

I.2. *Годрупь* – ежегодные траты, например, расходы на отпуск. Счет годрупей пополняется ежегодно так, чтобы на первое января каждого года там была постоянная сумма.

I.3. *Длирупь* – траты по покупке товаров длительного пользования, например, бытовой техники. Этот счет пополняется каждые 10 лет до некой фиксированной суммы.

I.4. *Разрупь* – разовые большие траты (при покупке недвижимости, оплате дорогого лечения или обучения). Средства на этот счет поступают только один раз, дополнительно – только при исключительных обстоятельствах.

II. Творческая валюта – *творупь*

Творупями оплачиваются расходы по реализации творческих проектов, включая специальное обучение и психологическую поддержку. При необходимости счет творупей пополняется из коллективных творческих фондов или путем конвертации сотруденов, честеров и мудринов, принадлежащих соискателю или его спонсорам.

III. Бизнес-валюта – *бизрупь*

Выручка от реализации товаров и услуг. Бизрупи – средство платежа в расчетах между бизнесами, но не средство накопления: не потраченные в течение определенного времени бизрупи автоматически конвертируются в мецендры.

IV. Репутационные валюты (4 вида)

IV.1. Валюта сотрудничества – *сотруден*. В сотруденах оплачивается разработка и поддержание системы ДОБРО. Сотрудены можно продавать и покупать за обычные деньги.

IV.2. Валюта щедрости – *мецендр*. Эти деньги получают и накапливают бизнесы в обмен на непотраченные бизрупи – выручку от продажи услуг и/или товаров. Владелец мецендров может распоряжаться ими по своему усмотрению без каких бы то ни было ограничений.

IV.3. Валюта честности – *честер*. Честеры получают как награду за проявление честности и теряют при выявлении нечестности (в частности, при нарушения правил системы ДОБРО). Изначально у каждого участника на счету есть некоторое фиксированное количество честеров. Малое количество честеров ограничивает, а большое расширяет возможности их владельца.

IV.4. Валюта мудрости – *мудрин*. Всякий раз, когда участник проявляет мудрость (например, правильно оценивает реальную нужду другого участника или, наоборот, вскрывает попытку злоупотребления или обмана), он получает награду мудринами. И наоборот, ошибки при оценке ситуации и действий других участников могут наказываться потерей мудринов. Мудрины можно конвертировать в честеры, но не наоборот. Курс конвертации устанавливается экспериментально по мере развития ДОБРО. Для занятия некоторых позиций (например, судей), необходимо иметь достаточно большой капитал мудринов.

Традиционные банки или блокчейн?

ДОБРО может быть реализована в обеих формах. Выбор между ними может быть не так важен, т.к. в обоих вариантах работает тот же принцип «ответственность репутацией» («Пруф оф репутация») при утверждении транзакции. Объем полномочий в ДОБРО определяется количеством имеющихся у человека честеров и мудринов.

Роли участников

1) Пользователь-индивид
2) Пользователь-бизнес
3) Сотрудник (например, инспектор, банкир в банковской версии и валидатор в блокчейн-версии)
4) Управляющий коллективного фонда
5) Получатель творческого гранта
6) Судья

Естественно, и номенклатура валют, и номенклатура ролей может быть и определенно будет расширена в ходе развития системы ДОБРО.

Регистрация

При регистрации пользователь-индивид должен предоставить работающий емэйл и подтвердить свою личность.

Номинальное подтверждение включает только предоставление своих географических координат. Такое подтверждение позволяет получать платежи в денрупях, годрупях и длирупях.

Полное подтверждение может включать процедуры, которые используют крипто-биржи (селфи с удостоверением личности, счета за электричество и т.д.) или даже биометрические методы. Полное подтверждение открывает все кошельки-счета (прежде всего, кошелек-счет честеров) и дает доступ ко всем функциям системы, включая, но не ограничиваясь:

а) участие/управление коллективными фондами;

б) возможности занять позицию инспектора, менеджера коллективного фонда или судьи;

в) возможности подавать апелляции, делегировать полномочия.

При регистрации участника-бизнеса бизнес предоставляет свое юридическое имя, емэйлы и имена лиц для контактов, юрисдикцию (страну регистрации), тип поставляемых товаров (услуг) и, соответственно, тип валют, которые бизнес принимает в оплату (например, денрупи или длирупи), объем товаров (услуг), который бизнес способен поставлять на рынок, регион, в котором бизнес работает, и способ доставки товаров (услуг).

Пороги

Каждый пользователь может тратить свои денрупи, годрупи, бизрупи, сотрудены, мецендры и мудрины без ограничений. На расходование длирупей, разрупей, творупей и честеров могут быть установлены ограничения в зависимости от персональной истории в ДОБРО и балансов кошельков-счетов честеров и мудринов. Общий принцип – чем лучше персональная история, тем выше честность и мудрость; чем выше честность и мудрость, тем меньше ограничений на сумму денег, которые человек может тратить.

Если человеку нужно потратить больше, чем ему разрешают его пороги, транзакция должна быть одобрена инспектором, у которого есть полномочия на одобрение транзакций такого размера.

Функционирование системы

Частичная регистрации открывает человеку три кошелька-счета потребительских денег (деньрупи, годрупи и длирупи) и три репутационных, но изначально пустых кошелька-счета (сотрудены, мецендры и мудрины). Полная регистрация открывает еще три кошелька-счета (разрупи, творупи и честеры).

На открытые счета человек получает:

– 1000 денрупей; первого числа каждого месяца баланс этого кошелька-счета пополняется до 1000 денрупей, неважно сколько денрупей там оставалось перед этим;

– 10 000 годрупей; первого января каждого года баланс этого кошелька-счета пополняется до 10 000 годрупей, неважно сколько годрупей там оставалось перед этим;

– 100 000 длирупей; каждые десять лет со дня регистрации баланс этого кошелька-счета пополняется до 100 000 длирупей, неважно сколько длирупей там оставалось перед этим;

– 10 000 000 разрупей; этот кошелек-счет пополняется только при исключительных обстоятельствах;

– 5000 творупей, которые пользователь, не имеющий мудринов и заработанных им самим честеров, может расходовать по своему усмотрению без чьего бы то ни было одобрения. В зависимости от индивидуальной истории в ДОБРО (успехов или неудач предыдущих творческих проектов) баланс кошелька-счета творупей, который также является порогом того, сколько пользователь может тратить из этого кошелька по своему усмотрению, растет или уменьшается. Кошелек-счет творупей может пополняться из коллективных фондов, когда установлена необходимость такого пополнения.

– 1000 честеров, начальный капитал честности.

Бизнесу после регистрации открывается три кошелька-счета (бизрупи, мецендры и честеры), из которых кошельки-счета бизрупей и мецендров пустые, а в кошельке (на счету) честеров находится 1000 честеров, начальный капитал честности.

Бизрупи после попадания в кошелек-счет бизнеса живут какое-то количество месяцев (например, 20), после чего, если они не потрачены, конвертируются в мецендры, не имеющие срока годности.

Пруф оф репутация

В блокчейн-версии блок формируется валидаторами, у которых больше всего честеров и сотруденов, при наличии консенсуса. (Сколько именно валидаторов с высокой репутацией должны прийти к консенсусу, нужно установить экспериментально.) Включение в блок плохой транзакции наказывается штрафом, который платится честерами. Если валидатор работает хорошо, растет его репутационный капитал, если плохо, его заменяют.

Как во всех подобных проектах, стоимость виртуальных денег меняется по мере развития проекта, и, если проект доказывает свою жизнеспособность, первые участники оказываются в выигрыше.

Помимо наращивания репутационного капитала, участники-бизнесы получают возможность для рекламы: человек, однажды купивший что-то за валюты ДОБРО, становится клиентом бизнеса, который в будущем может расплачиваться и обычными деньгами.

Кроме того, бизнесы могут рекламировать себя прямой емэйл-рекламой, рассылая предложения заинтересованным бывшим или потенциальным клиентам-потребителям.

Кроме того, некоторые бизнесы могут реализовывать в ДОБРО продукцию, которую им все равно не продать за обычные деньги (например, с истекающим сроком годности).

Всё это превращает ДОБРО из проекта отдаленного будущего в такой, который может реализовываться немедленно.

Честеры (капитал честности)

Получить честеры можно тремя способами:

1) От пользователей, которые хотят, чтобы ты управлял их коллективным фондом;
2) Как награду за раскрытие плохого поведения других пользователей или за большой вклад в развитие ДОБРО;
3) Конвертацией мудринов.

Честеры можно потерять в результате бесчестного поступка.

Обеспечение честности, борьба с нечестностью

Нечестность может проявляться в повторной регистрации одного человека, или в фиктивном расходовании денег без реального потребления купленных товаров или услуг (например, при продаже своих потребительских денег бизнесу) и т.д.. Контроль за таким поведением осуществляют инспекторы.

Обнаружение нечестности влечет наложение штрафа в честерах. При недостатке честеров возможности пользования ДОБРО ограничиваются: например, может быть введен порог расходования годрупей или снижены пороги расходования по своему усмотрению, то есть без одобрения инспектора, длирупей, разрупей или творупей.

Решение инспектора может быть обжаловано в суде.

Инспекторы

Задача инспекторов – предотвращение нечестности. Инспекторы (в блокчейн-версии они могут быть одновременно и валидаторами) контролируют транзакции пользователей, за которых они ответственны.

Работа инспекторов оплачивается сотруденами и мудринами.

Инспекторам присваиваются ранги. Ранг инспектора определяет размер транзакций, которые он может одобрять или запрещать.

Коллективные фонды

Коллективные фонды (денрупей, годрупей, длирупей, разрупей и творупей) создаются для групп из 10, 100 и 1000 человек для финансирования тех нужд, которые они не могут профинансировать из личных кошельков-счетов. Например, если у сына открылись неординарные способности и его нужно послать учиться в дорогой университет, оплачивать который отец не в состоянии, отец обращается за помощью в коллективный фонд разрупей.

Коллективные фонды пополняются ежегодно с тем, чтобы поддерживать их балансы более-менее постоянными.

Решение на расходование денег из коллективного фонда принимается управляющим фонда (или советом управляющих). Эти решения контролируются инспекторами и могут быть обжалованы в суде.

Назначение инспекторов, управляющих коллективными фондами, судей

Назначают тех, у кого много честеров. Все эти позиции требуют также, чтобы количество мудринов у кандидата было выше некоторых пороговых величин.

Первоначальное назначение сотрудников всех трех категорий происходит на добровольной основе. Кандидат помещает некоторое количество своих честеров как гарантию своей добросовестности. Например, инспектор самого низкого ранга –

100 честеров, управляющий коллективного фонда – 500 честеров, судья – 800 честеров.

Голосование, делегирование полномочий и гарантии

Один человек («избиратель») может поддержать (голосовать за) назначение другого человека («кандидата») на любую позицию (инспектора, управляющего коллективного фонда или судьи) некоторым количеством своих честеров и/или мудринов, которые выступают в этом случае в качестве залога-гарантии. Эти деньги частично помещаются в кошельки-счета честеров и/или мудринов поддерживаемого кандидата, а частично – в специальный Центральный Страховой кошелек-счет, из которого выплачивается компенсация тем, чьи жалобы признаются судом обоснованными. Залог-гарантия будет потрачен на уплату штрафов в случае, если поддержанный кандидат оказался плохим работником. Но он может приносить избирателю и доход мудринами, если поддержанный им кандидат работает хорошо.

Поддержанный кандидат может использовать свои честеры и мудрины, чтобы поддержать (голосовать за) другого кандидата в инспекторы, управляющие коллективным фондом или в судьи.

Суд

Суд рассматривает жалобы на решения инспекторов и менеджеров коллективных фондов.

При подаче жалобы заявитель помещает как обеспечение серьезности своей жалобы депозит – некоторое количество (например, 200) честеров.

Если жалоба признается обоснованной, проигравший инспектор (или управляющий) платит штраф честерами и/или мудринами, а заявитель получает депозит, который он сделал при подаче жалобы, назад плюс компенсацию мудринами. Если жалоба признана необоснованной, штраф честерами платит заявитель – оставленный им при подаче заявления депозит не возвращается.

Работа судьи оплачивается мудринами. Размер оплаты будет определен экспериментально в ходе развития ДОБРО.

Тогда же могут быть введены и другие судебные процедуры, например, кассация.

Творупи – монеты творческого развития

Чтобы потратить творупей больше, чем разрешает установленный для него порог, человек должен положить в качестве гарантии мудрины в количестве, соответствующем необходимой ему сумме творупей. Если у него нет такого количества мудринов, он может занять их у других пользователей или обратиться за поддержкой к управляющему коллективным фондом творупей (фонду творческого развития).

Если проект, финансируемый творупями, был удачным, пользователь и те, кто его поддерживали, получают награду мудринами, а те, кто возражали против проекта (если в процессе принятия решения о поддержке проекта участвовало больше одного человека) штрафуются мудринами. Если – неудачным, то наоборот: автор и поддеживающие штрафуются, а возражавшие награждаются. Потерянные мудрины и/или честеры сгорают» или передаются другой стороне.

Стадии реализации

То, что слишком трудно, если не невозможно сделать с обычными деньгами – обеспечить каждого человека гарантированным доходом, достаточным для обеспечения жизненных нужд, несложно реализовать виртуальными деньгами, неважно, криптовлюты ли это или иные виртуальные деньги.

Какой будет ценность таких денег? Это зависит от того, насколько популярны они станут среди бизнесменов. Но это, в свою очередь, зависит среди прочего от того, насколько велика будет готовность потребителей расплачиваться виртуальными деньгами за товары и услуги. А такая готовность не есть величина постоянная.

Как во всех проектах такого рода, главное – правильно начать. После того, как завершены обычные предварительные работы (сбор команды, распределение ролей, определение бюджета, создание пилотного сайта и распространение информации о проекте), мы приходим к первой практической задаче: сбору пользователей: индивидов и тех бизнесов, которые могут предложить то, что нужно индивидам.

Решение этой задачи начинается с зоны (географической или экономической), где бизнесы наиболее готовы к тому, чтобы продавать свои товары (услуги) за виртуальные деньги и где есть много людей, нуждающихся в гарантированном доходе. Вообще говоря, если говорить географически (имея в виду поставщиков товаров повседневного спроса), это «города контрастов» – экономически активные с большим количеством бедных, вроде Нью-Йорка. Если говорить экономически (имея в виду отрасли, которые легче всего привлечь в проект), то это образовательные или консультативные услуги, которые могут предоставляться онлайн по всему миру.

В пилотной версии сайта ДОБРО индивидуальные пользователи должны видеть, что они могут купить за свои виртуальные деньги уже сейчас, а бизнесы должны видеть, на что есть спрос у индивидуальных пользователей или на что есть спрос у уже работающих в ДОБРО бизнес-пользователей.

Глава 8. Дистанционное обучение офлайн, которое эффективней обычного

Система образования – важнейшая в каритическом обществе. Но она должна быть совсем не такой, как современные системы. Учить не тому и не так. Это понятно – научить человека развиваться сознательно совсем не то, что сделать гайку для общественного механизма.

Но преобразование системы образования, которая по природе своей крайне консервативна, одна из самых трудных задач. Однако оказалось, что и здесь пандемия пришла нам на помощь, превратив требование реформы образования из весьма отвлеченного и терпящего отлагательств в неотложное и жизненно необходимое.

Пандемия требует учить дистанционно. Требование это оказалось, мягко говоря, трудновыполнимым. В частности – потому, что за решение этой задачи принялись не с того конца. Впрочем, дистанционно и учителям учить, и ученикам учиться трудно и психологически – не привыкли, привыкли к другому. И тем не менее, дистанционно учить можно. И даже эффективней, чем это происходит в традиционной школе.

Дистанционное обучение в том виде, в каком оно существует сегодня, пытается имитировать обычный урок в классе с помощью телеконференций. Естественно, это не работает: ведь и в классе мало у кого получается учить хорошо.

Возможен другой подход: использовать главный козырь дистанционности, возможность индивидуального обучения, чтобы сделать его более эффективным. В основе описываемого здесь подхода лежат идеи моего учителя Петра Яковлевича Гальперина. Их развитие позволяет, используя возможности современной технологии, создать новую дидактику дистанционного обучения.

Теоретическое введение

Главное преимущество дистанционного обучения – возможность индивидуального подхода

Дистанционно не обязательно видеоконференция. Есть альтернатива. И очень простая в технической реализации: в принципе, достаточно только емэйлов.

Но главный плюс альтернативы не техническая простота. Главный – индивидуальный подход. В классе у учителя такой возможности нет. В дистанционном обучении она появляется.

Но перед тем, как начать разговор о дидактике, нужно ответить на один вопрос.

Что снижает эффективность традиционного обучения в классе?

Ответ несложен: ученик должен учиться тому, к изучению чего он не готов. Учитель то и дело пытается возводить третий этаж в доме, где построен только первый. И при этом ругать дом за тупость и лень.

Скорость обучения индивидуальна и зависит от множества факторов. В классе учитель эти различия вынужден игнорировать, ориентируясь на средний уровень, «на большинство». В дистанционном обучении можно учить каждого отдельно, строя в «доме» одного ученика 10-й этаж, а в «доме» его одноклассника – 6-й.

Задача обучения – формирование умений

Первое, что нужно сделать до разговора о дидактике, – определить задачу обучения, природу того продукта, который должна производить «фабрика знаний».

Немного упрощая, этот продукт – умения. Почему умения? Почему не знания? Почему не личностные черты (мы ведь говорим и о воспитании)?

Вопрос сложный и требует погружения в теоретическую психологию, далеко в сторону от нашей центральной темы. Так что только несколько слов.

Первое – знания проявляют себя в умениях: мы видим, что ученик что-то знает, когда он может что-то делать, например, что-то объяснить, о чем-то рассказать, что-то решить. Иначе – как в старом школьном анекдоте: «Петров у доски – как собака: глаза умные, а сказать ничего не может».

Второе – знания формируются как результаты умственных действий, а не как простые отпечатки услышанного от учителя (как думают многие неискушенные в психологии учителя). А умственные действия – это всегда проявления некоторых умственных умений (умений действовать). Таким образом, говоря о формировании знаний, мы говорим об умениях формировать это знание и об умениях использовать это знание. Например, мы определяем знание географии по умению показать что-то на карте. Говоря вообще, мы определяем успешность обучения через умение решать тестовые задачи.

Тоже верно и в отношении личностных черт, которые тоже проявляют себя в действиях, выполнение которых требует наличия персональных умений.

Структура умения

Что такое умение? Что мы формируем? Умение – это система, или структура более простых умений (включая умения, существующие в форме знаний, которые определяют отношения между «частями» умения). Каждое из этих более простых умений – структура еще более простых умений и так далее. Формирование умения похоже на строительство дома из крупных блоков, которые состоят из блоков поменьше, которые состоят из еще более мелких, и так до мельчайших, которые сложены из кирпичей.

Есть умения с «горизонтальной», а есть с «вертикальной» структурой. Умения с горизонтальной структурой состоят из многочисленных элементарных блоков, неразложимых дальше. Например, таковы умения языковые: чем больше слов человек знает, тем больше разных фраз может говорить и понимать. Развитие таких умений связано с расширением «персонального словаря» – набора элементарных умений, которыми владеет ученик.

Если «горизонтальные» умения – малоэтажные постройки, а есть и «вертикальные» – небоскребы. Компоненты сложного умения – умения только ненамного менее сложные. Поэтому между умением высокого уровня и элементарным умением может быть много промежуточных этажей-умений. Многие интеллектуальные умения «вертикальны».

Чтобы строить дом, нам нужны все необходимые блоки, а когда какого-то не хватает, неважно большого или маленького, нам нужно сделать этот недостающий блок. Но для этого нужно знать структуру умения, начиная со знания всей номенклатуры его составных частей.

Изучение структуры умения можно назвать его анализом. Это непростое дело, которое требует от учителя глубокого знания материала. Естественно, так бывает не всегда. Но дальше я буду считать, что учитель знает материал очень хорошо. Иначе ему не стать хорошим дистанционным учителем. Правда – скажу по секрету – хорошим традиционным учителем он тоже быть не сможет.

Два краеугольных камня дистанционного обучения

Первый из этих «камней» – структурирование умения, которое учитель собирается формировать (назову его «целевое умение») – создание карты целевого умения. Второй «камень» – тестирование того, какие умения-блоки целевого умения у ученика сформированы, а какие нет.

Когда все блоки наличествуют, учитель дает ученику схему постройки целевого умения из блоков (то, что Гальперин называл ориентировочной основой) и множество упражнений, выполняя которые ученик строит целевое умение – интериоризует его, из внешнего делает всё более внутренним, доводит до автоматизма.

Когда некоторые из необходимых блоков отсутствуют, цель обучения смещается на формирование отсутствующего блока. Тогда этот отсутствующий блок становится целевым умением. Таким образом, учитель все время тестирует и все время строит необходимые, но пока отсутствующие умения из тех, которые уже сформированы.

Обычно у одного ученика в классе отсутствует одно умение, у другого – другое. Некоторые из таких отсутствующих умений должны были быть сформированы несколько лет назад, но так и не были. Учить двух таких учеников вместе невозможно, потому что их нужно учить разному. Дистанционно же учитель это делать может. Конечно, при правильной организации процесса.

Таким образом для дистанционного обучения учителю нужны две вещи:

а) карта целевого умения, и

б) множество тестов-упражнений, чтобы определять, какие из необходимых блоков у ученика сформированы, а какие – нет.

Рисование такой карты – самая важная часть процесса. Ниже я привожу несколько примеров.

Технически же процесс обучения – это просто обмен емэйлами между учителем и учеником. Некоторые емэйлы могут включать изображения или видео, в зависимости от того, какое умение формируется.

Конечно, этот подход не универсален, в футбол так играть не научишь, но очень многому, особенно ментальным умениям, научить можно.

Чем еще хорошо дистанционное обучение

1. Постоянный контроль не позволяет лениться. В классе у ученика есть выбор: учиться или не учиться. Могут ведь и не спросить. При дистанционном обучении такого выбора нет: ученик *обязан* работать.

2. Нет фрустрации. Сравнение себя с лучшим учеником травматично, так как снижает самооценку. При дистанционном обучении ученик сравнивает себя не с одноклассниками, а с самим собой, каким он был вчера. Если сегодня ученик может решить задачу, которую не мог решить вчера, – отлично. Неважно, насколько эта задача трудна для его одноклассников.

3. Формируется положительная мотивация и продуктивная совместная деятельность. Такая технология позволяет учителю работать со многими учениками, но это «многими» можно еще увеличить, если учитель будет передавать часть своих учительских полномочий отличникам для подтягивания отстающих. Отличники становятся при этом помощниками учителя. Ученики могут и меняться ролями при изучении разных предметов и разных тем одного предмета: Маша учит Ваню истории, Ваня Машу – географии. Здесь формируется не только мотивация, но и социальные умения, и позитивные социальные установки на помощь другому.

Смена идеологии

Сегодня школа – это место, куда можно отправить детей, чтобы они не мешали родителям работать. Место, где детей даже не столько обучают, сколько приучают жить среди других людей – детей и взрослых. Что касается самого обучения, то его стараются сделать как можно менее напряженным для учеников (да, и для учителей, хотя об этом не принято говорить). Учить играючи, не слишком напрягая волю учеников. Среди прочего это стремление растет из школьных психотравм самих учителей: их прошлые школьные мучения естественно превращаются в желание сделать жизнь нынешних детей приятнее.

Есть и еще один момент – отношение учеников к получению образования. Очень часто образование не является для ученика ценностью: зачем мне учиться? Или является ценностью инструментальной: учиться надо, чтобы больше зарабатывать и приятнее жить. В результате школьники учатся из-под палки. (Хорошо еще, что сейчас обычно уже не в буквальном смысле, как это было всю историю человечества.) Либерализация учебного процесса существенно снизила эту «палочную» мотивацию, но не заменила ее другой. А без сильной мотивации делать такое непростое дело, как образовывать себя, невозможно.

Дистанционное обучение офлайн требует существенных изменений всей этой идеологии. Прежде всего, всем участникам процесса – и учителям, и ученикам – необходимо понять две вещи.

Первая – учение это тяжелая работа, а не вид развлечения. Она требует приложения волевых усилий и уже поэтому не всегда приятна.

И вторая вещь – эта тяжелая работа самоценна: учение, получение образования – это саморазвитие, это самореализация, это сама жизнь юного человека, и остановка или торможение этого процесса в школьные годы осложняет всю его последующую жизнь: несделанное сейчас потом придется наверстывать всю жизнь, и сделать это потом будет неизмеримо сложнее, чем сейчас.

Но, конечно, все дети разные. И учить их поэтому нужно тоже по-разному. Как? Это отдельная и очень большая тема, выходящая далеко за рамки тематики этой книги.

И еще: школа не камера хранения, куда детей сдают, чтобы освободить родителей, а место, в котором юным людям помогают развиваться. Уважая и любя их как людей. Но понимая, что они – люди юные и нуждаются в такой обстановке, которая помогала бы им учиться. В том числе – с достаточно жесткими требованиями, наказаниями за их невыполнение и поощрениями за успехи.

Что касается формирования социальных навыков – того, что в сегодняшней школе происходит по большей части стихийно, то при дистанционном обучении «Жизнь в обществе» должна стать одним из учебных предметов. Содержание этого предмета будет развиваться по мере того, как будет меняться сама жизнь общества: как она будет становиться более заботливой по отношению к окружающим и более самоосознанной по отношению к себе.

Четыре примера

Посмотрим, как описанная дидактика работает, на примере 4 предметов: истории, иностранного языка, алгебры и самого дистанционного обучения.

1. История (тема – «Афины в 5-м веке до н.э»)

Наиболее очевидное целевое умение здесь – умение рассказать как можно подробней о жизни афинян в 5-м веке до нашей эры. Хотя учитель может ставить здесь перед собой и более амбициозные цели.

Есть много умений-блоков, которые могут участвовать в строительстве целевого умения. Некоторые из них универсальны и входят в состав любого множества необходимых блоков. Например:

1. Знание об источниках исторического знания и умение пользоваться ими.
2. Умение показать на карте Афины и соседей (в Греции – Спарту, Коринф, Фивы...; в мире – Персию, Египет, Финикию...).
3. Знание (умение рассказать) об историческом контексте: что такое Древнегреческая цивилизация, когда она существовала, что было до и после, какие страны доминировали в это время культурно и политически, влияния на Древнюю Грецию и влияния Древней Греции (учителя и ученики греков, маленькая Греция и огромная Персия, юная Греция и древний Египет и т.д.).
4. Знание (умение рассказать) о взаимоотношениях с соседями (с другими государствами и с греческими городами-государствами).

Более специальные знания включают, например:

1. Имена главных политических и культурных деятелей;
2. Политическая организация общества и законы;
3. Повседневная жизнь: дома, еда, одежда и т.п.;
4. Искусство: архитектура, скульптура, живопись, театр, литература;

120

5. Философия и «до-наука»;

6. Религия;

7. Спорт, олимпиады;

8. Войны, оружие, доспехи...

Целевое умение можно определять здесь по-разному: широкие поверхностные знания всех аспектов жизни или более глубокие знания о какой-то одной стороне жизни, например, технологии строительства храмов. Но умения-блоки в обоих случаях те же самые: способность рассказывать об Афинах 5-го века до н.э. и способность извлекать знание из источников, письменных и материальных.

Более элементарные блоки включают способность собирать историческую информацию, сравнивать, анализировать, осмыслять...

Еще более элементарные (под-умения под-умений под-умений) включают способность искать информацию, задавать вопросы, читать, использовать интернет, пользоваться клавиатурой...

Амбициозный учитель истории может определить целевое умение масштабней – формирование интереса к истории. Или – еще масштабней: активизировать стремление изучать историю. Но важнее, что для разных учеников целевое умение можно вводить по-разному: для одного – умение что-то рассказать, для другого – умение рассказать много и о многом, для третьего – умение находить новую историческую информацию...

Тесты для проверки текущего состояния знания истории очень просты и могут быть легко составлены любым учителем. Вот несколько примеров тестовых заданий (вопросов):

1. Сколько лет прошло между 500-м годом до нашей эры и 500-м годом нашей эры?

2. Сколько лет тому назад умер Сократ, если это случилось в 399 году до нашей эры?

3. Сколько километров между Афинами и Коринфом?

4. Спарта лежит к юго-востоку от Афин?

5. Кто старше – Сократ или Платон?

Проводить тест можно по-разному, например, не запрещая использовать интернет. Если учитель хочет предотвратить использование копипаста, он может, ограничить длину ответа на открытый вопрос (например, «Что ты знаешь о краснофигурной керамике? Не более 500 символов»).

2. Иностранный язык

Определяя целевое умение, нужно помнить о 4 видах языковой компетентности (языковых умений): понимании устной речи, говорение, чтение (понимание письменной речи – печатных и рукописных текстов) и письмо (рукописный текст и печатанье).

Эти умения формируются в разное время даже при освоении родного языка: сначала понимание речи, потом сама речь, чтение печатного текста, письмо и чтение рукописного текста. Причем далеко не все умеющие говорить умеют также и писать. При изучении иностранного языка порядок меняется: человек может говорить хуже, чем писать, а читать лучше, чем понимать речь на слух.

Дидактика здесь опирается на иерархию языковых умений. Нижний уровень этой иерархии включает:

1. Опознание печатных и рукописных букв (для чтения);
2. Написание или печатанье букв;
3. Понимание и произнесение звуковых и печатных слов и простейших выражений (приветствия, прощание, благодарность, сожаление, испрашивание разрешения, называние своего имени и т.п.);
4. Правила грамматики и артикуляция (произношение).

К этому списку надо добавить еще одно умение: умение совершенствовать свои языковые умения, например, умение использовать для этого интернет.

Высшие уровни включают:

1. Понимание все более и более сложных текстов, написанных или произнесенных более и более разными авторами;
2. Умение говорить и писать все более сложные тексты самому;
3. Умение решать все более и более сложные коммуникативные задачи во все более разнообразных коммуникативных ситуациях.

Умения владеть различными словами сравнительно независимы друг от друга и поэтому могут рассматриваться как умения одного уровня. Но значение различных слов для формирования языковой компетентности различны. Грубо говоря, высокочастотные слова (личные и вопросительные местоимения, предлоги, междометия, имена дней недели и месяцев, глаголы «иметь» и «быть», модальные глаголы и т.д.) важнее прилагательных и наречий.

То же справедливо в отношении владения выражениями и грамматикой: языковые единицы и здесь относительно независимы, но различаются частотой использования – от общих до экзотических. Среди наиболее важных можно назвать построение и понимание вопросов.

Учителю необходимо знать языковые единицы, которые ученик понимает, читая и слушая, изолированно и в контексте большего текста и которые ученик сам может говорить и писать. Этим определяется содержание заданий, которые учитель дает ученикам (например, перевести печатный или услышанный диалог или написать свой диалог, в котором участники обмениваются 2-10 вопросами-ответами, или обсудить самому с собой или с партнером некоторую тему и прислать учителю звуковой файл этого разговора и т.д.).

Тестирование имеющегося уровня развития должно происходить всё время путем анализа содержания присланных учеником заданий. Если у учителя есть сомнения в том, что задание выполнено самостоятельно, можно попросить прислать видео.

При определении целевого умения учителю нужно погрузить ученика в определенную коммуникативную ситуацию и определить для ученика коммуникативную задачу. Некоторые из таких задач, вроде «Понять, что тебе говорят» универсальны и присутствуют в любой коммуникативной ситуации.

При тестировании языковой компетенции ученика в понимании устной речи учитель может послать ученику короткий звуковой или видеофайл, в котором он дает ученику задание. Ученик должен ответить на этот емэйл немедленно (скажем, в течение 5 минут), написав, что он понял. Ответ может быть и на родном языке. Ответы типа «Марьванна, я не понял, повторите помедленней (или скажите другими словами)» принимаются как нормальные. Если же то же самое сказано или написано на изучаемом языке, то ответ считается отличным, так как умение говорить подобные фразы составляет одно из базисных языковых умений.

Классы целевых умений могут включать:

1. Разговоры с одноклассниками или сверстниками-носителями языка;
2. Поиск информации;

3. Поиск товара (например, велосипеда в интернет-магазине) с чтением отзывов и сравнением различных моделей;

4. Написание сочинения (от простейших тем типа «Какие английские слова я знаю») до более сложных вроде «Что я ел на завтрак» к еще более сложным в зависимости от уровня языковой компетентности.

Пример целевого умения для наиболее продвинутых учеников может включать диалог с одноклассником, имитирующий разговор с продавцом магазина, где покупатель узнает о наличии, цене, потребительских свойствах и качестве некоторого товара, например, того же велосипеда, кроссовок или компьютера.

Еще более сложное целевое умение может включать поиск в интернете определенной вещи с определенными свойствами и ценой не выше некоторого предела с тем чтобы убедить родителей купить эту вещь. В состав такого целевого умения входит множество блоков: чтение описаний и отзывов, общение на интернет форуме с владельцами вещи, написание финального отчета о своем поиске, объясняющего, чем найденная вещь хороша.

Завершив работу, ученик посылает учителю емэйлом ее результаты. Форму результата (текст или звуковой файл) определяет учитель. При необходимости учитель может попросить видео запись экрана. В зависимости от задачи, использование языковых программ интернета (вроде Гугл-транслейт) может быть разрешено или запрещено.

Короткое замечание о мотивации (еще одно). Учитель может предложить ученику пообщаться в интернете с носителями языка, представив скриншот как доказательство выполнения задания. Известно, что изучение любого предмета идет успешней, когда знание нужно ученику для какой-то его более широкой деятельности. Прогресс в английском языке у девочки, которая хочет произвести впечатление на сверстника из Англии, будет куда более быстрым, чем у ученицы, просто заучивающей слова.

3. Алгебра (тема – «Линейные уравнения»)

Целевое умение здесь – это умение решать такие уравнения. Наиболее очевидные умения-блоки, необходимые для этого – это умение умножать и делить действительные числа (практически, конечно, рациональные числа, то есть дроби, и выражения, включающие иррациональные числа, такие как квадратные корни).

Но, на самом деле, умение решать линейные уравнения требует бо́льшего – понимания, что такое *действительные числа*, *функции* и *уравнения*. Все 3 понятия совсем не элементарны и их формирование часто связано с большими трудностями.

В обычном классе учитель просто показывает последовательность действий (например, преобразование уравнения к форме $ax+b=0$, определение a и b и, наконец, получение решения $x = -1*(b/a)$), после чего просит учеников повторить. Ученики повторяют, часто мало понимая, что они делают. В результате, когда им дают более сложную задачу (например, систему линейных уравнений или тригонометрическое уравнение) они не могут их решать, потому что их новое умственное действие состоит из блоков, которые у них в свое время сформированы не были. Это как человек не может умножать двузначные числа, если он не знает таблицы умножения, хотя он может умножить, скажем, 9 на 3 («9 плюс 9 будет 18, 18 плюс еще раз, в третий раз, 9 будет 27»).

Чтобы научить учеников решать линейные уравнения, нужно пользоваться не традиционными методами, а посвятить некоторое время формированию понятий *действительное число*, *функция* и *уравнение*.

Обычно эти понятия формируются гораздо позже как обобщение конкретных примеров: сначала ученик учится работать с таинственным объектом по имени «Уравнение» и только потом начинает понимать, что это такое и что такое функция (еще один таинственный объект). Проблема с этим «естественным» путем в том, что многие ученики так и не формируют этих понятий и развитие у них математического мышления останавливается полностью и навсегда.

Но в обычном классе у учителя здесь нет альтернативы, он не может учить иначе. А при дистанционном обучении альтернатива есть: учитель может тратить время, необходимое для формирования необходимых понятий-умений, которые необходимы для дальнейшего изучения математики.

Понятие *действительное число* интуитивно просто – это расстояние между двумя точками. Но формально (как бесконечная десятичная дробь) оно может быть крайне сложным, так как базируется на не имеющем аналога в опыте абстрактном понятии *бесконечность*. Но вместо понятия «действительное число», мы можем формировать гораздо более легкое понятие *рациональное число* как *приближение* расстояния между двумя точками, измеренного с помощью некой единицы длины (равной, например, 1/78-й части метра) и равного некому (натуральному) числу (например, 5) таких единиц.

Задачи, которые ученику нужно решать здесь для формирования этих понятий – это измерение расстояния между 2 точками (длина отрезка) в некоторых единицах длины (например, метрах, или попугаях или удавах). Ученик получает картинку с двумя отрезками. Первый отрезок – единица длины, второй – отрезок, длину которого надо измерить. Задача измерить второй отрезок как можно точнее (например, не менее точно, чем с двумя знаками после запятой).

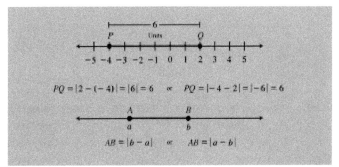

Рис.8.1

Для формирования понятий *функция* и *уравнение* нам нужно сперва сформировать (по крайней мере, начать формировать) понятие *математический объект*. Примеры математических объектов – два типа чисел (натуральное число – мера того, сколько объектов («штук»)в конечном множестве, и действительное число – мера расстояния между двумя точками). Другие примеры математических объектов – линии, фигуры, поверхности, тела. Все эти объекты интуитивно легко понимаемы. Но есть в математике и более сложные для понимания объекты.

Перед тем, как вводить понятие «математический объект *функция*», нам нужно ввести математический объект *пара чисел*. Не одно число, а два числа, связанных между собой в *пару*. Пара записывается в виде (**a, b**), где **a** и **b** – числа (натуральные или действительные, неважно), то есть математические объекты, которые мы уже знаем.

Если единичное действительное число может быть представлено в виде точки на прямой (как на рис.8.1), *пара чисел* (их называют еще *векторами*) может быть представлена, как точка

126

на плоскости с двумя координатными осями **x** и **y**, перпендикулярными друг другу. Точка **M** на рис 8.2 представляет пару (-2,3) ее координат (проекции на ось **x** (-2) и проекции на ось **y** (3), соответственно).

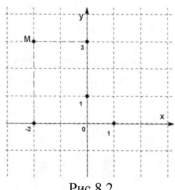

Рис.8.2

Понятие «математический объект *функция*» можно ввести двумя способами. Первый способ: *функция* – это **не** то, что мы *видим*, а то, что мы *делаем – как мы вычисляем одно число через другое*. Второй способ: функция – это *связь* (или *соответствие*, или *соотношение*) между двумя числами. (Вообще говоря, их может быть и больше, чем два.) Как такая связь функция может быть представлена как линия (*график* функции) на плоскости – множество точек, или множество *пар чисел* (рис.8.3).

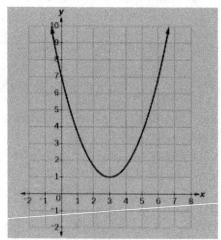

Рис.8.3.

127

Задачи, которые ученики решают для формирования понятий функция и уравнение, – это построение графиков разных функций (линейных, квадратных, кубических, обратных) по, скажем, 10-20 точкам.

После того, как необходимые («базисные») понятия сформированы (по крайней мере, частично), понятие уравнение можно ввести как новый математический объект – объект-*задачу* : найти такое число, функция которого равняется известному числу (например, нулю). Такая задача – обратная по отношению к задаче вычислить функцию числа.

Для обоих математических объектов (функция и уравнение) можно ввести операции сложения (включая сложение с действительными числами) и умножения на действительное число. Результатами обеих операций будут тоже функции (уравнения).

В этот момент ученику могут быть предложены тестовые задачи, чтобы проверить, насколько сформированы понятия-умения, необходимые для формирования целевого умения. Результат можно считать удовлетворительным, когда ученик может решать не только такие уравнения, как $3x+5=7$, но и такие, как $(a+b)x+d=c+5$, где коэффициенты – выражения.

Излишне говорить, что это потребует формирования еще одного математического понятия – *выражение*, которое в одних отношениях близко к понятию *функция*, а в других отлично от него.

4. Дистанционное обучение

Лучший способ почувствовать, как эта дидактическая технология работает, – испытать ее на себе, формируя свои целевые умения. Например – целевое умение «*Умение учить дистанционно с индивидуальным подходом к каждому ученику путем обмена емэйлами*».

Умения-блоки («под-умения»):

1. Умение определить тему обучения внутри программы;

2. Умение определить целевое умение, которое должно быть сформировано в результате изучения темы;

3. Умение определить структуру целевого умения – набор умений(знаний)-блоков, которыми ученик должен владеть для формирования целевого умения;

4. Умения определять под-умения под-умений, под-умения под-умений под-умений и т.д., которые необходимы ученику для формирования целевого умения;

5. Умение создавать простые тестовые задания для проверки уровня сформированности у ученика умений-знаний.

Задачи для решения:

1. Выбрать тему для изучения в рамках программы;

2. Определить целевое умение, которое должно быть сформировано у ученика в результате изучения темы – что ученик должен мочь делать после изучения темы из того, что он не мог до изучения (не больше 500 символов);

3. Определить систему умений(знаний)-блоков («под-умений»), которые необходимы ученику для формирования целевого умения (до 10 главных умений/знаний; каждое нужно описать 1-2 короткими фразами);

4. Определить под-умения под-умений, под-умения под-умений под-умений и т.д., которые нужны ученику для формирования целевого умения (таким же образом, как и выше);

5. Для по меньшей мере 5 умений из пп. 3 и 4 написать 2-5 простых тестовых заданий (например, вопросов с ограниченным числом альтернативных ответов) для проверки уровня сформированности у ученика соответствующих умений.

Глава 9. Проблема перехода и пандемия

Еще революция?

Как мы можем перейти от нашей налаженной, хотя и растревоженной пандемией жизни к жизни новой? Не революцией же? Нет, конечно. Для революции массами должна овладеть идея. А до этого далеко... Да, и не нужна здесь революция: вчера был один строй, сегодня другой. Коншинизм не состояние, а процесс, не цель, а движение. В этом смысле его не надо строить, нужно просто начать двигаться. И ты уже немедленно там – в процессе, в коншинизме. И поэтому он не далеко. Он здесь. Не нужно строить светлое будущее, когда можно просто жить в светлом настоящем.

Это если говорить о личностном уровне. Если говорить об уровне общества, то, пока так начнут жить все люди или хотя бы только все люди одного государства, пройдет немало времени.

Так что великая коншинистическая революция нас не ждет. Ни мировая, ни в отдельно взятой стране. Не ждет и диктатура. И строительства светлого коншинистического будущего человечества тоже не будет. Всё будет по-другому.

Строительство или выращивание?

Революции не будет даже в головах. Будет относительно медленное понимание всё большим количеством людей, что *так* жить лучше и поэтому жить нужно *так*. И присоединение к растущему обществу понявших. В общем, нас ждет не строительство, а выращивание.

Коншинизму предстоит вырасти внутри обычного современного общества. Примерно так, как первая христианская цивилизация вырастала внутри античной. Или современная Прагматико-гуманистическая цивилизация Запада росла внутри тоже Западной, но другой – Католической – цивилизации. Это были не быстрые процессы – несколько веков. От Павла до Юстиниана в первом случае. От Данте до Наполеона во втором. Необходимо, чтобы критическая масса, не менее 70 процентов людей, поняла (или хотя бы приняла) – *так* жить лучше.

Так могло бы быть. Но пандемия весь этот процесс выращивания будущего радикально ускоряет. Пандемия меняет постановку вопроса: вместо «Как жить лучше: по-старому или по-новому?» пандемия ставит другой вопрос: «Как жить по-новому, если жить по-старому больше нельзя?».

Реал или виртуал?

Будет ли это в реале, как какие-нибудь ауровильцы или виссарионцы? Или в Сети с участием людей из разных стран? Для «реала» время сейчас самое неподходящее. А для «виртуала» – наоборот, лучше не придумаешь.

Виртуальность вообще и интернет в частности предоставляет здесь немыслимые, фантастические, еще лишь в малой степени осознанные возможности. И особенно сейчас во время пандемии.

Скажем, те же деньги коншинизма. Чтобы ввести свои деньги, нам не нужно связываться ни с какими финансовыми институтами. Конечно, вначале эти деньги будут виртуальными, и понадобится время, чтобы обеспечить их товарами и услугами. Но сами виртуальные деньги можно ввести за неделю. И, снабдив ими каждого желающего, создать тем самым платежеспособный спрос. А этим спросом стимулировать предложение. Пусть даже сначала и только неликвида. Потом появится предложение и вполне ликвидных товаров и услуг.

Коншинизм в сети – совестия

Сообщество не столько тел, сколько душ, государство информации, идей и как таковое существующее над землей, в невещественном, идеальном плане. Влиться в это сообщество (назовем его «совестия», царство совести) может любой человек, немедленно как только захочет. Что из себя представляет царство совести?

Гражданство для всех желающих

Что гражданство дает и что требует от гражданина?

Дает деньги в валютах государства, обеспеченные временем-трудом и частью имущества граждан. За эти деньги можно купить, например, труд другого гражданина.

Каждый работает (отдает) сколько *может*, получает сколько *нужно* для его развития (но не сколько он *хочет*).

Абсолютное большинство граждан имеет «опекунов», которые помогают им в сложных ситуациях, например, при необходимости получения дополнительных ресурсов. И, естественно, «опекунов» граждане выбирают себе сами.

Те, у кого ресурсов много, создают фонды поддержки других граждан и накапливают репутационный капитал (например, при внедрении системы ДОБРО в мецендрах). Сеть таких фондов формирует систему распределения *совестии*.

Новая демократия

Совестия – республика, демократия. Но демократия нового типа. Участие граждан в управлении состоит в постоянном оценивании состояния развития души – и своей, и других известных им граждан. В этом их, используя язык советских идеологов, священное право и почетная обязанность – оценивать яркость восьми лучей звёзд знакомых им душ. Множество таких оценок по сложным и постоянно совершенствующимся алгоритмам агрегируются в интегральные оценки яркости и состояния души, которые и определяют объем и характер социальных полномочий граждан.

Совесть человечества

Сетевая *совестия* формирует согласованные, поддерживаемые многими (но, в принципе, не всеми) гражданами позиции по международным вопросам. Скажем, оценивает действия некого государства (например, известные действия в Афганистане или в Сирии) как преступления перед совестью.

Тем самым *совестия* стремится быть совестью человечества, своего рода эталоном нравственности человечества и таким образом определять отношение людей, для которых «совесть» не пустой звук, к безнравственным действиям государств.

Система таких оценок позволяет рейтинговать государства с точки зрения их хорошести – соответствия их политики требованиям совести. Как это делают сегодня рейтинговые агентства, вроде Moody's, с экономикой.

Эти позиции являются оружием *совестии* в борьбе за примат совести в международных отношениях. Оружием не материальным, но действенным.

А как насчет войны с уходящей цивилизацией? Ждут ли нас гонения, как на первых христиан или, наоборот, крестовые походы и прочие религиозные войны?

Крестовые походы не ждут. Мы будем утверждаться не мечами. А гонения вполне возможны. Возможны и варфоломеевы ночи. Сегодняшняя цивилизация хотя и не настолько свирепа, как античная или даже католическая, но, почувствовав угрозу, может щелкать зубами.

Так было бы в нормальных, без катаклизмов условиях. Но пандемия дает шанс на быстрое становление и, соответственно, на меньшее сопротивление. Человечеству нужен шанс в борьбе с пандемией, и коншинизм этот шанс человечеству дает.

Первый шаг – светолюбы и светолюбие

Людей, которые начнут растить коншинизм, в «Свете Жизни» я назвал светолюбами. Общества светолюбов объединят черты школы и церкви, но, естественно, новой школы и новой церкви.

Задач у такой школы-церкви две. «Внутренняя» задача растить самих светолюбов – помогать им развиваться сознательно. «Внешняя» задача – растить сообщество, привлекать в него всё новых людей.

Помогать развиваться сознательно – это, в частности, и помогать обеспечивать себе необходимыми для сознательного развития материальными ресурсами.

Для того, чтобы такие школы-церкви могли существовать, необходимо научиться делать те два дела, о которых мы уже говорили: 1) определять состояние духовного развития (и наделять в соответствии с ним социальными полномочиями), и 2) проводить регулярные самоочищение людей со значительными социальными полномочиями, причем, чем полномочий больше, тем самоочищение должно быть чаще и глубже.

Без этого ничего не получится – из истории хорошо известно, *что* норовит всплыть наверх. Стремлению этого *что* необходимо эффективно противостоять.

Что-то подобное пытались практиковать коммунисты (партийные чистки), но, как и большая часть их партийного строительства, неудачно: чистки не только не защитили партию от разложения, но и привели к засилью бессовестной серости в партийной иерархии.

О благих намерениях и уроках коммунистов

Впрочем, как вы, конечно, знаете, это была не единственная неудача коммунистов. При выращивании с*о*вестии нужно тщательно изучить их опыт. (Как и опыт других предшественников, таких как христианские церкви или исламские уммы, но коммунистический опыт, как самый близкий к нам по времени, прежде всего).

К аду коммунистов привели благие намерения, и нам нужно очень четко понять, как это случилось. Что в коммунистической работе было хорошо, а что плохо.

Хорошо было (подробней об этом в 9-й части «Света Жизни»):

а) Чувствительность к историческому вызову;

б) Переход от мечты к работе сознательного исторического делания;

в) Осознание взаимосвязанности и оттого взаимозависимости всех частей человечества;

г) Понимание необходимости объединения и *организации* более развитых людей, которые должны вести за собой менее развитых. Выделение в качестве такой группы пролетариата было бессмысленным (пролетариат не был и не мог быть духовным авангардом общества, скорее уж – духовным арьергардом), но понимание необходимости политического объединения лучших людей общества может быть отнесено к заслугам коммунистов.

Из позитивного это, пожалуй, всё. Что было плохо?

а) Непонимание, что они работают с живыми людьми, а строить из живого, как хорошо знают плотники, нельзя – сначала живое нужно убить;

б) «Одноглазость» марксистского материализма: преувеличенное значение материальной стороны мира и слепота по отношению к стороне идеальной;

в) Следствием деформированной онтологии марксистской философии стала нежизнеспособность ее этики – неумение понять, что можно и что нельзя, и чем чревато делание того, что нельзя:

убивая реальных и мнимых врагов, коммунисты убивали свою работу;

г) Недостаточное понимание, что центр работы – это человек, а не экономика: лучшее общество – это общество лучших людей, а не просто сытых людей или богатых людей;

д) Игнорирование совести в качестве главного компаса и главного мерила работы – коммунисты охотно становились бессовестными ради «общего дела», которое было делом как раз совести;

е) Спешка: коммунисты пытались реализовывать свои идеи, не считаясь с реальными условиями, с готовностью людей; они тянули людей к светлому будущему силой, и темные люди не успевали светлеть;

ж) Социальные лифты партии поднимали вверх серость, демагогия поощрялась, инициативность и яркость наказывались, честность, совестливость и смелость – тем более.

До начала пандемии потребность к объединению у светолюбов еще только-только начинала появляться. Не было понимания, на какой базе объединение возможно. Мы были еще не в той стадии, когда объединение может быть практической работой.

Пандемия эту ситуацию меняет: число людей, понимающих нашу ситуацию может быстро достичь того порога, выше которого возможно практическое объединение.

Об авторе

Александр Исаакович Зеличенко – психолог, философ, историк. Автор книг «Психология духовности» (1996), «Разговоры ученого с Учителем. Наука и эзотерика» (2000) (перевод на английский в 2001-м году, на немецкий – в 2003-м), «Свет Жизни. История человечества в психосфере Земли» (2006), «Psychology-XXI. Or XXII?..» (на английском) (2009), «Комментарии к евангелию от Матфея. Священное Писание глазами психотеологии» (2011), «Подвиг Pussy Riot» (2013), «Украинская трагедия России» (2014), «Комментарии к евангелию от Иоанна. Психотеология самого эзотеричного евангелия» (2020), «Введение в высшую психологию» (2021), «Русская идея» (2021) и нескольких тысяч научных и публицистических материалов.

CPSIA information can be obtained
at www.ICGtesting.com
Printed in the USA
BVHW051741060623
665501BV00003B/106